中山栄基
ミネラル研究家

野生の還元力で
体のサビを取る

風雲舎

《はじめに》

なぜ野生の「還元力」なのか——

世界は今、一〇〇年に一度と形容される経済危機に加え、新型インフルエンザのパンデミック（世界的大流行）の脅威に見舞われています。ところがそれと同じくらい、あるいはそれ以上の危機がすぐそこに迫っていることをご存じですか。

文明の発達の象徴のひとつである化学物質が社会のいたるところにはびこり、私たちの健康や生命を脅かしていることを——。

かつて私たちの祖先は、生きていくための糧《かて》のほとんどすべてを、自然由来、天然由来のものに頼ってきました。二〇世紀は、それらを合成化学物質に置き換えていった時代です。自然に背を向け、「合成化学社会」に向かってひた走った時代でした。

人類がこれまでに生み出してきた化学物質は、米国化学会（ACS）によると五〇〇〇万種を超えています。利用分野は幅広く、便利で快適な現代生活は、もはや化学物質なしには成り立ちません。しかし私たちの体は、体内に入ってくる化学物質を異物とみなし、攻撃をしかけ、排出しようとします。その際、体内に過剰な酸素が生じます。その酸素が体を酸化させ、生活習慣病の誘因となり、老化を促進する一因になっています。その結果、私たちは「合成化社会」の快適さにおぼれ、すさまじい「大酸化時代」に遭遇しているのです。

今日、私たちの身の周りにあふれている膨大な化学物質は、元々は地球上に存在していなかったものばかりです。それらが満ちあふれた状態がいかに異常なことであるかは、誰にでも容易に想像できるでしょう。

二〇〇八年に起きた中国餃子への農薬混入問題も氷山の一角にすぎません。もちろん、口に入れるだけで危険な農薬と、使用が認められている食品添加物とでは、安全性に雲泥の差があります。しかしそうした食品添加物も本当の意味で安全が保証されているわけではなく、長期間の摂取や、数種類を同時に使用した場合、人体にどんな影響があるかは正確には誰にもわかっていません。それなのに「安全基準」という曖昧な物差しの下、「ゆるやかな毒」として蔓延しています。こうした化学物質が身近にあるかぎり、私たちは常にその脅威にさらされ続けているのです。

ではこうした状況に対して、私たちはどう対処すればいいのでしょうか。体に悪いものは摂らないという消極的な防御姿勢にとどまらず、もっと積極的に、化学物質による生体の「酸化」に立ち向かう方法はないのでしょうか。

氾濫している化学物質が私たちの体内に取り込まれると、その異物を排除するために活性酸素が過剰に発生する。そして体内で消去しきれなかった活性酸素が逆に私たちの体を攻撃し、「酸化」させる。この悪循環を断ち切るには、「酸化」とは対極にある「還元力」を持つ体を手に入れればいい――それが私の出発点でした。そして十数年にわたる試行錯誤を経て、野生植物の力を借りて体内の「還元力」をよみがえらせる「植物マグマ」の完成にたどり着くことができました。多くの人にその効果を実感し、喜んでいただくまでになっています。

私たちを襲う「酸化」の脅威からわが身やご家族を守り、体をサビにくくする確かな手段がある――その事実をひとりでも多くの人に知っていただきたいと思います。

二〇〇九年十月

中山　栄基

装幀――山口真理子

野生の還元力で体のサビを取る——目次

第1章

「合成化社会」の歩み

種を制する者が世界を制す

化学物質がいかに私たちの暮らしを脅《おびや》かしているか、その象徴的なできごとを紹介しましょう。

現在、日本で栽培されている野菜の種のほとんどが、F1種といわれる一代限りの種です。二年めには発芽しない「一代雑種」なのです。F1種を英語でいえば、エコカーでお馴染みの「ハイブリッド」。それに対して従来の種は「固定種」と呼ばれていますが、今ではこの種は、ほんのひと握りになっています。

植物の種をまくと、元の種と同じ芽が出て、花が咲き、実を付けます。ところが、同じ親からとれた種を同じ土地にまいても、大きかったり小さかったり、色が濃かったり薄かったり、さまざまな形質のものが育ちます。江戸時代の「種屋」は、そうした中から優れた形質のものを選んで種をとるのが重要な仕事でした。

しかし遺伝学の発達で、異なる形質のものを掛け合わせると、その一代目に限って両親よりも優れた形質を受け継ぐ「雑種強勢」という現象が起こることがわかってきました。収量が多い、生育速度が速い、倒れにくいといった別々な特徴を持つものを掛け合わせることで、その欠点を克服し、土地に合った品質に改良することが可能になったのです。

こうした品種改良を重ねて、常に優れた形質の実を安定してとれるようにしたものが「固定種」です。固定種は品種として確立したものです。そのため「雑種強勢」を利用したそれ以上の改良の必要性はありません。

ところが一方で、品種改良とは別に、優れた形質の一代目だけを使っていけばよいという考えが生まれました。それがF1種です。

それからまもなくF1種づくりは、「雄性不稔」という性質を利用した手法へと変わっていきます。簡単にいえば無精子症の株をたくさん作り、その傍らで新たに付加したい性質を持つ品種を栽培して交配させ、新しい品種を生み出すものです。望みどおりの性質を持つF1種を簡単に得られる手法として認められ、まずアメリカで始まりました。タマネギやトウモロコシで実用化され、世界中に広まっていきました。日本ではニンジンで取り入れられたのが最初ですが、今ではほとんどの野菜でF1種が主流になっています。

F1種の特徴は、第一に生育が速くて収量が多いので栽培計画が立てやすく、しかもほぼ均一に育って形状がそろうので出荷しやすい。育てやすく、売りやすいのだから、農家が飛びつくのは当然です。しかも病気に強くしたい、糖度を高めたいなど、特定の性質を付加しやすいので、種苗《しゅびょう》メーカーとしても大助かりです。

ただし、F1種の作物からとれた種からは、よい作物は育ちません。それどころか、いままでは

F1種はあくまで一代限りを採取するためのものとなり、花が咲き、実を付けても、子孫を残す種はとれないものが主流になってきました。人気の高い種子を独占したい種苗メーカーが、種子のコピーを防止するために始めた戦略ですが、その実態は「種なし農業」です。

しかもある特定のF1種の供給は、特定の種苗メーカーが独占しているため、農家は毎年、メーカーや農協の言いなりの価格で種を買わざるを得ません。

その結果、モンサント社のような多国籍バイオ化学メーカーが、遺伝子組み換え技術などを駆使して種子の供給を独占するとともに、自社の農薬や化学肥料をセットで売りさばく構図ができあがりました。モンサント社は世界の遺伝子組み換え種子の九〇パーセントものシェアを握り、「アグリビジネスの巨人」と呼ばれています。

こうして、「種を制する者は世界を制す」といわれるようになったのです。

私たちも養殖されている

人間は本来、自然を食べていました。正確にいえば、自然界に存在する生物を食べていました。自然界に存在する生物は、人間も動物もやがて死に、植物は枯れて腐って土に還ります。しかし交配や受粉によって、親から子へ、次の世代へと生命は受け継がれていきます。そうした生から死へと連綿とくり返される自然界のサイクルの中で、人間は食べ物を得てきたのです。

ところがF1種は「本来自然には存在しなかった異物」です。「子孫を作れない」という点では、自然界に存在する生物とは似て非なるものです。また、収穫量が多いのは、特定の化学肥料成分を吸いこみやすくする性質が戦略的に付加されているからです。

こうしたものを日常的に食べる生活は、異常といわざるを得ません。詳しくは後述しますが、人間と野生植物のミネラルバランスを比べてみたところ、両者は非常に近いことがわかりました。それはおそらく、人間は植物を、あるいは植物を食べた動物を食べているからです。

ところが、ふだん私たちが口にする人工的に栽培された植物は、野生植物のミネラルにもっとも多いはずのカルシウムがきわめて少なく、圧倒的にカリウムとリンが多いのです。専門的にいえばこれは化学肥料に由来するものですが、その象徴が、化学肥料の吸収をよくするように付加されたF1種の野菜なのです。

私たちの食卓にのる牛・豚・鶏肉も、こうした栽培野菜やF1種のトウモロコシや米、麦などから作られた飼料で育てられています。マグロやハマチなど、漁業においても人工養殖化が急速に進んでいますが、その育成過程で、抗生物質や成長を促進するホルモン剤などが大量に投与されるケースが少なくありません。

問題は、添加を超えて素材そのものに異物が入りこんでいるという状況です。つまり化学物質に起因する異物は、こんなにも私たちの周りに満ち満ちています。人工的な栽培や養殖にはさまざまな化学物質が介在し、あらゆるところに合成化学物質が入り込んだ「合成化社会」の中で、私たちは養殖されている――こうした社会構造そのものが、現代人の体を体内から酸化させ、生活習慣病を引き起こし、老化を促進しているのです。

ほんの一〇〇年余り前まで、私たちはより自然に近い状態で育った野菜を食べ、自然の中で放し飼いにされた家畜を食べていました。ところが今は、添加物はむろん素材そのものにまで人工的なものが付加されています。これが危機の実態です。

現代社会は「合成化社会」

現代人の多くは、化学物質に依存した便利な生活と引き替えに、自分の健康や地球環境を犠牲にしていることに気づいています。日々新たに登場する化学物質が実際に人体にどんな影響を及ぼすのか、それがわからないまま、そんな無責任で危険きわまりない実験の被験者にさせられていることにもうすうす気づいています。

しかし、そこから抜け出すことは容易ではありません。化学物質にどっぷり浸かった生活が現代病の根源だと理解できても、目の前の便利さ、豊かさを捨てて、大昔の暮らしに戻ることはできないからです。

現代人の直接の祖先とされるホモ・サピエンスがアフリカで誕生したのが約一五万年前。それが地球上の各地に拡散したのがほぼ一万年前で、当時の人口は五〇〇万人ぐらいだったと推測されています。この数字は「狩猟・採集」でまかなえる限界だったのでしょう。

その後人口が増大を続けると、自然からより多くの食糧を得る必要が生じました。そこで人々は、「農耕・牧畜」という新たな食糧生産技術を生み出したのです。これは近代の産業革命に匹敵する大きな技術革新であったはずです。

その後、地球上の人口はなおも増加の一途をたどり、一八〜一九世紀にかけて産業革命が起こります。実はこれもまた、森林資源を十分に得られないという自然資源の不足から始まりました。薪や木炭、建物や橋梁、船や荷車、その他の生活必需品の材料だった木材の不足が石炭への転換を生み、素材分野でも、木から鉄への転換が加速したのです。

その結果、大量の物資の輸送や人の移動が容易になり、人間の住める土地が増え、人口はさらに加速度的に増加しました。すると、その生活を支えるために、再び新たな技術が必要となったのです。これに応えたのが、科学の成果としての化学が生んだ化学物質です。ここでいう化学物質とは人工的に合成された物質で、同じ構造を持ち、同じ機能を持つもの、つまり同一物質を、いくらでもくり返し作ることができるというものです。大量生産、大量消費を前提とする現代社会を維持していくのに、これほど便利な存在はありません。

殺虫剤や農薬、医薬品、衣料品、家具などの生活用品、食品添加物、塗料、建築物、自動車、飛行機に至るまで、人々の暮らしを支えるありとあらゆるものを生物資源から化学物質に置き換えた「合成化社会」――それが現代社会の実態です。

私たちは今、不用意に生み出し続けてきた合成化学物質によってもたらされた豊かさが、本当に良いものであるかということを見直さなければなりません。それと同時に負の部分がどのようなものかをしっかりと見据えて、それにどう立ち向かうかを考えるときにきている――それも待ったなしのところにさしかかっています。そのひとつの手がかりとして、人間と化学物質との関わりについて振り返っておきたいと思います。

人と毒との出会い

私は化学物質そのものを否定しているわけではありません。その恩恵をたっぷりと享受してきた現代人のひとりです。ただ、その害毒の部分や悪い影響を取り除きたいと思っているだけです。

人間が「毒」を知ったのは、人類が地球上に登場して間もないころだったと考えられます。もちろん、時間をかけてじわじわ効いてくるような毒ではなく、口に入れればすぐ死に至るような急性の毒のことですが――。

狩猟や採集で生きていた時代には、それを食べても大丈夫かどうか――それが問題でした。毒キノコの見分け方やふぐ毒などへの対処法は、無数の命と引き替えにようやく獲得された貴重な知恵でした。また、食糧を交換するようになって、毒キノコの種類やふぐの食べ方などを教え合い、さらに推理や経験を重ねて、自然を系統的に解き明かす方法を身に付けていったのです。見方を変えれば、人間にとって自然界に毒となるものがあったからこそ、科学、そして化学が誕生したともいえます。

ちなみに石川県には、ふぐの卵巣を一年あまり塩漬けにした後に、さらに糠《ぬか》漬けにした郷土料理、「ふぐの卵巣の糠漬け（ふぐの子糠漬け）」があります。塩や糠に漬け込む過程でふぐの猛毒のテトロドトキシンがなぜ無毒化されるのか、その仕組みはよくわかっていません。しかし、ご飯によし、お酒によしの珍味を口にすると、ただただ先人の知恵に感心するばかりです。

歴史をさかのぼると、ソクラテス（紀元前四七〇～前三九九）はドクニンジンを飲んで死に、クレオパトラ（紀元前六九～前三〇）は毒ヘビに自らを咬ませて死にました。またローマ皇帝ネロは鉛の食器を多用したため、鉛中毒によって暴君に豹変したといわれています。

目を東に転じても、古代中国で不老不死の薬としてもてはやされた「丹薬」は、実は水銀とイオウの化合物でした。いわゆる硫化第二水銀で毒性が強く、唐の歴代皇帝のうち何人かはこの水銀中毒で死んだ可能性があります。

水銀は金や銀と同じように単体で元素として存在するため、おそらく紀元前一五世紀ごろから使われていたとみられます。水銀原子とイオウ原子が結びついた、辰砂《しんしゃ》という赤い鉱物として掘り出されることが多く、顔料《がんりょう》として使われたのが最も古い用例のようです。

辰砂から水銀を分離する方法はいろいろあり、日本でも、天平勝宝四(七五二)年に開眼《かいげん》した奈良・東大寺の大仏に多量の水銀が使われました。金と水銀を一対五の割合で溶かしたアマルガムを大仏に塗ったという記述があり、熱をかけて水銀を蒸発させると、大仏の表面は金メッキされた状態になります。高度なテクノロジーです。できたての大仏様はさぞ神々しく輝いていたことでしょう。

このメッキ作業は七五二年から五年がかりで行なわれ、「一万両の金、五万八〇〇〇両の水銀」が使用されたという記録があります。それがどのくらいの量なのかはわかりませんが、大仏の大きさ(高さ一四・九八m)を考えると、膨大な量だったと想像できます。

水銀の化合物である酸化第二水銀や蒸気となった水銀の微粒子が体内に取り込まれると、長期にわたって毒性を発揮するため、(文献には見当たりませんが)作業に従事した人たちの中から水銀中毒者が多発した可能性があります。また、大仏開眼から数十年後、奈良では稲の立ち枯れ被害があり、長岡京を経て平安京へ遷都(七九四年)したのも、水銀による土地の汚染が原因だったとする説もあります。

自然界には動物毒・植物毒・微生物毒・鉱物毒などさまざまな形で毒が存在していますが、人間は試行錯誤をくり返しつつ、これらの毒を使いこなしてきたのです。

毒と薬の明暗

人間は自然界の毒を避けながら、「薬」として利用する術も身に付けてきました。

たとえばトリカブトの毒のアコニチンは、炭素・水素・窒素・酸素からできています。古来、猛毒として知られる一方で、トリカブトの根から作られた漢方薬は「烏頭《うず》」または「附子《ぶし》」と呼ばれ、鎮痛・強心・利尿剤として、現代でも一般的に使用されています。

一六世紀のスイスの医者パラケルスは、水銀化合物の一種である辰砂や昇汞《しょうこう》（塩化第二水銀）、あるいは硫化水銀を梅毒の治療薬として使いました。昇汞はかなり毒性が強い化合物ですが、希釈して消毒薬や殺虫剤としても盛んに用いられました。

ちなみに、その後に登場した有機水銀化合物の殺菌消毒薬のうち、もっともよく知られているのがマーキュロクロム。いわゆる「赤チン」で、ひと昔前にはどの家庭の薬箱にも入っていた常備薬でした。ところが一九六八年に水俣病が公害病と認定され、有機水銀への抵抗感が高まったため、日本では一九七二年に製造中止になっています。

一八世紀後半、フランスのA・ラボアジェ（一七四三〜九四）により、今日でいう「元素」という考え方が確立され、すべての化学物質はいくつかの「元素」からできていることが明らかにされました。その結果、一九世紀初頭の化学者たちは、さまざまな物質の化学構造を明らかにする競争に熱中しました。もしかしたらこのとき人類は、「パンドラの箱」を開けてしまったのかもしれません。「望みどおりの機能を備えた新しい化学物質を合成する」というテーマは、当時の化学者たちにとって、目のくらむような魅力にあふれていたことでしょう。

ヒ素も猛毒として知られています。日本では一九五五年に発生した「森永ヒ素ミルク中毒事件」でその毒性を強く印象づけることになりました。「和歌山カレー事件」はまだ記憶に新しいところです。

意外かもしれませんが、飲料水にはヒ素の含有基準値が定められています。ヒ素は元素として天然に存在するため、天然水や地下水に混入することが避けられないからです。致死量は体重一kgあたり〇・〇〇二gとされていますが、まったくなくても困る存在で、生命体にとっては欠かすことのできない「微量必須元素」のひとつとされています。

ヒ素はかつて水銀化合物同様、梅毒の治療薬として使用されました。一九一〇年には、ドイツのP・エールリヒ（一八五四〜一九一五）と日本の秦《はた》佐八郎（一八七三〜一九三八）によって、ヒ素を使った新しい梅毒の治療薬「サルバルサン」が開発されています。「世を救うヒ素」を意味し、別名「魔法の弾丸」ともいわれたサルバルサンは、一九四〇年代にペニシリンが実用化されるまで梅毒の治療薬として広く使われました。サルバルサンは抗生物質による化学療法の原点とでもいうべき存在です。

ヒ素は鉱毒被害や水道汚染、化学兵器に利用される暗い側面を持つ一方、高速で消費電力の少ないガリウムヒ素半導体として活用されています。携帯電話、発光ダイオードや半導体レーザーといった先端分野で欠かせない素材ですが、ガリウムヒ素による健康被害も確認されているため、リサイクルや再利用をどうするかが新たな課題です。

毒は不吉な存在と思われがちですが、薬と呼ばれているものの中には、毒として知られたものも少なくありません。毒も薬も、そもそもスタートから毒や薬としてあるのではなく、私たち次第で毒にも薬にもなるのです。一般に薬の摂取量が少量に制限されているのは、実は毒という側面も持っているからです。すべての薬は毒でもあるのです。

きっかけは染料と肥料

化学物質がこれほどまでに増えた契機は、まず一九世紀末に誕生した合成染料、そしてアンモニアと化学肥料、石油化学と合成繊維の登場による影響が大きかったと思われます。

産業革命に端を発する近代化学は、一八世紀後半のイギリスから始まりました。大量生産できるようになった綿織物を漂白したり洗浄するため、硫酸、ソーダ灰（炭酸ナトリウム）、さらし粉などを化学的に合成するようになったのがきっかけです。

二〇世紀にはいると先述の梅毒治療薬サルバルサン、最初の抗生物質ペニシリン、肺炎などの抗菌薬サルファ剤が生まれました。しかしこの時期の最大の化学上の成果は、空気中から窒素を取り出す方法が確立されたことです。

ヨーロッパでは一九世紀の一〇〇年間に人口が三倍に増え、食糧増産が緊急の課題となっていました。窒素は染料や火薬の原料として利用されるほか、カリウム、リンと並ぶ肥料の代表選手で、食糧危機を克服するための農業の近代化には欠かせません。しかし従来の原料は、硝石か石炭乾留の際に得られるアンモニアしかありませんでした。

そこで窒素を別の方法で得ようという研究が盛んに行なわれ、最終的に勝ち残ったのがドイツＢＡＳＦ社のハーバー・ボッシュ法です。液体空気の中の窒素と、コークスを使って水蒸気から得た水素を反応させて、窒素の原料となるアンモニアを得るもので、二五〇気圧、五五〇度という過酷な条件に耐える装置材料や、固体触媒を使った連続プロセスの開発をともなう高度なものでした。

さらにこうした技術の集積が、続く石油精製技術の発達や、石油化学工業の成長を牽引することとなったのです。

早熟・短命な石油文明の闇

合成染料の開発やアンモニアの工業生産化は、人々の衣食と密接に結びついた大量生産・大量消費に、化学物質が寄与することを証明した最初の例でした。そしてそれが化学物質激増のさらなる呼び水となり、もうひとつの転機が訪れます。

石油です。石油の機械掘りは一八五九年、アメリカのペンシルベニア州で始まりました。当時の需要はもっぱら灯油でしたが、自動車の普及が著しかったアメリカでは、ガソリン需要が急激に増加しました。

こうした状況が石油の分解や改質を行なう石油精製業を進化させ、一九二〇年、アメリカで石油の廃ガスからイソプロピルアルコールが生産されるようになりました。これがいわゆる石油化学工業の始まりで、それまで発酵によって作られていたアルコールや酢酸などの化合物も、石油から作られるようになったのです。ここにドイツで培われた高圧ガス技術や触媒化学などが加わり、化学工学として体系化され、アメリカの自動車・航空機産業の隆盛を支えました。

一九四〇年には、アメリカのデュポン社が世界初の合成繊維・ナイロンを発表しました。「水と空気と石灰で作られ、鋼《はがね》のように強く、クモの糸のように繊細」――こんなキャッチフレーズを掲げたナイロンは、最初に目をつけた婦人用ストッキング市場で大成功を収めただけでなく、合成高分子による材料革命をもたらしました。

その結果、本来は単なる商品の名前だったナイロンが、現在ではポリアミド系繊維の総称として用いられています。

その後、合成繊維・合成ゴム・合成樹脂などの合成高分子材料が続々と作られ、第二次大戦後には、天然繊維や天然ゴム、紙、木材、金属など、それまで使われていた旧来材料を駆逐していきました。それにともない化学工業も、化学肥料や合成染料などを中心とした産業から、高分子材料とその原料となる有機化学製品中心へと変わっていきました。

合成繊維は石油化学誘導品を溶かして細い糸状にしたもので、合成ゴムも合成樹脂も、主な原料は石油です。食糧供給も石油由来の化学肥料に依存するようになり、住まいも石油原料の合板資材から作られ、車を走らせるガソリンや軽油も、発電所の重油も、暖房用の灯油も、元はすべて石油です。日常的に身の周りを見れば、石油を原料としたプラスチック製品があふれています。つまり現代文明とは石油文明であり、「合成化社会」は、石油文明によってもたらされた地球環境の汚染と生物の生体障害という負の側面の象徴です。

この負の部分は近い将来、石油資源の枯渇によって薄れるかもしれません。しかし石油文明は二〇世紀の半ばからわずか半世紀で勃興し成熟した、歴史的に見ればきわめて異質で早熟で短命な文明です。むしろその異質さゆえに、石油文明の置き土産のような弊害は、今後も長期間にわたって人間や地球を脅かし続ける――私はそう考えています。

種は誰のものか

アンモニア・硫安肥料工業とレーヨン工業に引っ張られた日本の戦後には、もうひとつ大きな転機がありました。冒頭で紹介したF1種への転換です。今日、日本中の野菜がF1種に席捲されてしまった遠因は、戦後の食糧危機にあります。

終戦直後の日本はまずエネルギー不足でした。窒素肥料を作れず、アメリカの軍需産業のお余りの窒素から作った肥料の援助を受けていました。化学肥料はすぐに自前で生産できるようになりましたが、一九五〇年代になると、農業の効率化・高収量化は、有機塩素系や有機リン系農薬による有機合成農薬に委ねられるようになっていきました。

こうして農業のアメリカ化、すなわち農業の工業化が進み、大量生産・大量消費社会に向かって歩むレールが敷かれたのです。

同じ頃、世界各地で「緑の革命」が推進されます。収穫量の多いハイブリッド品種のトウモロコシや小麦を普及させて飢餓を解消しようというもので、生産効率をいっそう上げるため、DDTをはじめとする農薬や殺虫剤、除草剤などの使用が奨励されました。

日本でも、国家によって農業の近代化による食糧増産が叫ばれました。農機具、農薬、化学肥料の各メーカーが農村に入りこみ、農協がそれを後押ししました。農業労働力の減少を生産性の向上で補うという旗印のもと、大量流通・大量消費に適合させる農業の工業化とともに、六〇年代になると急速にF1種が農家に浸透していったのです。

同時に、農産物の単作化が促進されました。五〇年代までは日本のどこにでも見られた有機農業、多品種少量生産、自給自足の農家は激減し、見渡すかぎりのキャベツ畑やレタス畑という農業工場が登場してきました。

しかし、日本では「食糧増産」はかけ声ばかり。米は七〇年から減反政策に転じ、小麦や大豆は輸入に依存し、食物自給率は低下する一方です。二〇〇七(平成一九)年の自給率はカロリーベースで四〇パーセントでしたが、では、この四〇パーセントを根底から支えているはずの種子の自給率はどのくらいでしょうか。

正確なところはわかりませんが、財務省の貿易統計(輸入)によると、二〇〇八(平成二〇)年の「播種用の種、果実及び胞子」の輸入量は二万五〇〇〇トン。これには飼料用の種子なども含まれるため、実態が見えにくいのですが、金額ベースだとだいたい一四〇億円台で推移しています。一方、農林水産省は、稲・麦・大豆の国内使用種子は一〇〇パーセント(大豆の国内自給率はわずか五パーセントですが)、野菜は一四パーセントが国産というデータを出しています。

年によって輸入量のバラツキが大きいのは、輸入コストを減らすためや、一度に大量に輸入して数年かけて売ることもできるように法律が改められたことも影響しているようです。どちらにしてもわずか四〇パーセントの自給食物のうち、国内でとれた種子から作られているのはわずか一〇パーセント程度。国内の大手種苗メーカーも当たり前のように海外で採種するようになっています。

種は人間の誕生以前から存在していました。そして人間が「栽培」という手段を得てからは、作物の原点として命を養う宝物でした。その土地の特性と住人の英知に育《はぐく》まれ、大切に守られてきた共有の財産でした。それが、農作物が「商品」化したことで一変してしまったのです。種はいまや農家の手を離れ、膨張を続けるアグリビジネスに巨利をもたらすだけの存在となり果てたのです。

化学物質にひれ伏す人々

バイオ化学メーカーが生み出す新たな種子は、特許権と同じような「知的所有権」で守られています。日本でも一九九八(平成一〇)年一二月に「種苗法」が施行され、植物の新たな品種を生み出した者は、その新品種を登録することで、育成する権利(育成者権)を占有できることになりました。九一年に改正された「植物の新品種の保護に関する国際条約」を踏まえたもので、これは世界的な趨勢です。

しかしこれには大きな落とし穴がありました。農家による種子の自家採取を永遠に不可能にし、種苗メーカーから種を永遠に買い続けるよう、強要することになったからです。それは種苗メーカーによる農家支配を加速すると同時に、食物連鎖を通じて、食の人工養殖化を助長するものでした。

日本には京野菜、加賀野菜など、それぞれの土地に先祖伝来受け継いできた伝統野菜があります。しかし種苗メーカーではF1種の栽培に慣れきった農家のために、均一で成長が早く、周年栽培ができるように改良し、特徴だけを残して風味を現代風に変えた伝統野菜のF1種を売り出しています。地元の農業試験場が積極的に行なっているケースさえありますが、こんなものを伝統野菜と呼べるでしょうか。

売れる人気品種を追求するだけのF1種は、空虚でゆがんだ農業の象徴であるだけでなく、化学物質を私たちの体に取り込む運び屋のようなものです。バイオテクノロジーを駆使した品種改良——それ自体が悪いとは思いませんが、子孫を残せない不健全なF1種は、化学肥料に含まれる窒素やカリウム、リンをよく吸収して育つように作られています。

その結果、これらの栽培作物が持つミネラルバランスは、野生の植物が本来持っているものとはまったく違ったものになります。このことは第4章で説明しますが、とにかく私たちの体によくない影響を及ぼします。こうした植物を食べ、こうした植物から作られた配合飼料で育つ畜産動物も、養殖魚も、鶏卵も、ほとんどすべてが人工養殖化されています。

「人はパンのみにて生きるにあらず」――『新約聖書』にはそう書かれています。しかしその一方で、「汝とは、汝の食べたものそのものである」という西洋の諺《ことわざ》もあるように、私たちの体は、元をたどれば食物に由来する元素でできています。その食物が化学物質にまみれている現実に、今こそ目を向けなければなりません。「食の安全」は種子のレベルから見直す必要があるのです。

現代社会では、農家は種子を通じて化学メーカーや農協に支配され、医者は製薬会社の奴隷と化している。本来の力を失った食物を食べ続けて体が弱り、医者にかかれば化学物質由来の薬が大量に投与され、患者は薬の奴隷となる。一見便利で快適な現代社会には、化学物資を媒介とする奴隷制度が潜んでいるのです。

私は長い間、化学物質の毒性に関する研究にたずさわってきた「毒物屋」です。いささか自虐的ではありますが、化学物質がもたらした弊害を考えると、「毒物屋」という呼称こそ自分にふさわしいと思っています。その私が心機一転、「毒消し屋」になろうと決めたのは、「合成化社会」に至るシナリオに、私自身が心ならずもひと役買っていたことに、遅まきながら気づいたからです。

私には革命を起こす力はありません。しかし、化学物質が及ぼす害悪を減らすことなら、私にも何かできるのではないか。

それが「還元力」に着目するようになったきっかけです。

第２章

大酸化時代を生きる

公害――国家「公」認の「害」

化学の発達によってもたらされた無尽蔵の化学物質により、私たちの生活は便利になり、快適さを増しました。しかし、そのために払った代償はあまりにも大きいものでした。

その最たる例が公害です。

一九六〇年に池田勇人内閣で策定された「所得倍増計画」は、当時の国民総生産額一三兆六〇〇〇万円を一〇年以内に倍の二六兆円に押し上げようというものでした。ところが実体経済の成長のスピードはこの計画をはるかに上回り、目標はわずか七年で達成されました。

私が大学を卒業して社会に巣立ったのは、まさにその一九六七年。そして、日本経済が飛躍的に成長を遂げたのはこの七年間を中心にした一八年間で、これがいわゆる「高度成長期」とされています。

この時期、公共投資は低水準にとどまり、福祉制度の整備も遅れましたが、増え続けるいっぽうの工場などから排出される化学物質が、大気や河川、海、土壌を汚染し、その弊害が次々と表面化しました。日本各地から公害病の発生が報告されるばかりでなく、大量消費の当然の帰結として、ゴミ問題などの公害が大きな社会問題になっていきました。

「所得倍増計画」は鉱工業を偏重するあまり、農業を歪める弊害も生みました。六三年に出された「所得倍増計画」の中間検討報告によると、政府は一〇年後の七三年の目標として、鉱工業生産の伸びを四三二パーセントと設定したのに対し、農業は一四四パーセント。両者の生産性の差がこの時期に大幅に拡大することは、国策として織り込み済みだったのです。

当時の農村は、急激な経済成長を支える工場労働力の供給源として位置づけされていました。農業の立場からも、農業就業人口を減らして生産力を向上させなければ、農家の所得の伸びは期待できないという論が展開され、農家の二男、三男はこぞって都会に出て行きました。そして「生産性向上」を標榜した農業は、農業機械や生産設備、化学肥料や有機合成農薬の絶好の消費マーケットとなり、鉱工業を中心とした経済成長を支える歯車のひとつと化しました。この時期にF1種が急激に普及したのもその一環といえるでしょう。

近代日本の公害の歴史は、一九世紀の足尾銅山鉱毒事件に端を発しますが、四大公害病といわれる事例はすべて、戦後の高度成長期に発生しています。

カドミウムを含んだ鉱山の精錬排水の垂れ流しによる神通川イタイイタイ病（富山県・一九五五年）、化学工場が排出したメチル水銀による水質汚染が原因となった水俣病（熊本県・一九五六年）、化学コンビナートが吐き出すイオウ酸化物による大気汚染が主原因となって起きた四日市ぜんそく（三重県・一九六一年）、やはりメチル水銀による汚染で発生した第二水俣病（新潟県・一九六四年）の四件です。

その後も、川崎市の「川崎ぜん息」や大都市周辺部の「光化学スモッグ」など、不特定多数の人々の健康を脅かす事例が相次ぎました。こうした疾病や健康被害は、明らかに企業犯罪によって引き起こされたものであり、原因企業も特定することができます。ところがいつの間にか、「公」の「害」と称されるようになっていきました。

その背後には、重化学工業を核に高度な経済発展を図るという国策があります。その実現のためには一般国民の少々の犠牲はやむなしという国の姿勢が透けて見えます。特定の企業を糾弾することで生じる経済的損失を恐れ、企業の確信犯的不始末に「公」の一文字を冠するとは、いかにも官僚らしい発想です。こうして一九六七年に「公害対策基本法」、翌六八年には「大気汚染防止法」が制定されました。

国の思惑どおり、四大公害病以外にも各地で続発した大気汚染、水質汚濁、土壌の汚染、騒音、振動、地盤沈下などの被害のどれもが、あたかも天から降ってきたか、地から湧いたかのように装われました。その結果、国や企業の責任の所在を曖昧にしたのです。

毒物屋の公害初体験

私は四大公害病のひとつ、新潟県阿賀野川流域で起こった「第二水俣病」と浅からぬ因縁があります。

上智大学理工学部化学科の菊野正隆先生のもとで神経毒の研究にたずさわった私は、大学を卒業すると労働省の外郭団体である中央労働災害防止協会に所属しました。そして、産業界が取り扱う化学物質の毒性調査の第一人者だった久保田重孝医学博士(日本産業衛生学会会長)が責任者をつとめる毒物研究機関で働くことになりました。いわば、新米「毒物屋」として、第二水俣病の調査に関わることになったのです。

私が就職する少し前から、新潟県の阿賀野川流域では熊本の水俣病と酷似した患者被害の報告が相次いでいました。流域のイヌやネコ、そして人間にも、体の震えや運動機能の低下、さらに言語障害など、熊本水俣病とほぼ同一の症状が見られたのです。

原因は上流に立地する化学会社の工場排水に含まれる水銀ではないか――マスコミはこぞってそう報道していました。学生時代に水銀を研究テーマにした経験があった私も、熊本水俣病と同様、水銀の神経毒による被害という説明が正しいだろうと考えていました。

ところが当の化学会社は、「当社の排水中の水銀が原因ではない。他社のモノフロロ酢酸ソーダが原因物質である」と主張したのです。モノフロロ酢酸ソーダは殺鼠剤に用いられる薬物ですが、この判定が私の勤務する研究所に持ち込まれ、私も調査に加わることになったのです。

まずネコを実験動物として使い、モノフロロ酢酸ソーダを摂取させたマウスを食べさせました。ネコは人前では生き餌を食べないという習性があるため、実験は難航しましたが、結果的にはモノフロロ酢酸ソーダでは水俣病のような症状は発現しないことが確認されました。その結果、阿賀野川流域での被害は水銀中毒であることが特定され、企業が引き起こした環境汚染による「第二水俣病」という公害病であるとの判断がくだされたのです。

ところが当の化学会社は、「一九六四年に発生した新潟地震で、新潟港埠頭倉庫から流出した水銀農薬が原因」だと主張し始めたのです。この妄説も、阿賀野川の上流域で同じような症状を示す患者が発生したことが明らかになり、まったく根拠がないことが証明されました。この仕事を通して新米「毒物屋」が学んだのは、自分たちを守るためなら、どんな強引な説でも押し通そうとする企業のエゴのすさまじさでした。

こうして「毒物屋」としてのスタートラインに立った私は、公害を初めて身近に感じ、化学物質による健康被害の悲惨さを目の当たりにしました。そして、人々の健やかな暮らしが、国の経済成長や企業の利益という大義名分に左右されかねない理不尽な社会構造に、疑問と関心を抱くようになったのです。

それからしばらくして、母校の上智大学で応用化学の講師をつとめるようになると、企業の社会的責任に関して語る機会が増えました。それは同時に、私自身が企業活動の暗部と向き合うことでもありました。その一方、各地で起こる労働災害を「毒物屋」として調査する過程で、労働現場の悲惨な実態も知りました。

鉛中毒で腕の筋肉が萎縮して、手首の関節が伸ばせなくなった――

水銀蒸気を吸いすぎて手に震えをきたし、字が書けなくなった――

六価クロム中毒で鼻中隔(左右の鼻孔を隔てる壁)に穴が開いた――

こうした職場では、「鼻に穴が開けば一人前」などという暴言がまかり通っていたのです。化学物質にさらされる現場で働く人たちは、日々命をすり減らし、それでも生活のために働き続けるしかありません。こうした悲惨な実態を把握していながら黙認している行政や政治家たち――。そこには産業界との癒着がはっきり見えました。

「消費者第一」といいながら、実際には利益追求を最優先する企業と、それを後押しする行政や政界との不健全なつながり。こうした実態を学生たちに向かって語ることは、この事実から目を背けてはいけないと自分に言い聞かせることでもありました。この学びは、後年、研究者という立場を離れ、化学物質に起因する有害作用に抗するという行動に、私を駆り立てた原点でもあるのです。

◆コラム1　公害は今も進行中◆

公害は公害物質の存在によって引き起こされます。すなわち化学物質です。なかでも人体に害を及ぼす作用がとくに強い化学物質については、「水質汚濁防止法」「大気汚染防止法」「土壌汚染対策法」「ダイオキシン類対策措置法」などの法律で指定され、注意が喚起されています。代表的なものとして次のようなものがあります。

☆大気汚染に関する有害物質――二酸化イオウ・一酸化窒素・二酸化窒素・一酸化炭素・硫化水素・ホルムアルデヒド・ホスゲン・ベンゼン・アクロレイン・ピリジン・二酸化セレン・臭素・フェノール・ニッケルカルボニルなど。

☆水質汚染に関する有害物質――カドミウム化合物・有機リン化合物・六価クロム化合物・水銀化合物・ベンゼン・セレン化合物・ホウ素化合物・亜硝酸化合物・PCB・トリクロロエチレン・テトラクロロエチレンなど。

☆土壌汚染に関する有害物質――カドミウム化合物・六価クロム化合物・PCB・シアン化合物・水銀化合物・セレン化合物・鉛化合物・ヒ素化合物・フッ素・ジクロロメタン・テトラクロロエチレン・トリクロロエチレン・ダイオキシンなど。

公害は過去のできごとではなく、現在も進行中です。東京中央区の築地市場の移転予定地の豊洲から、環境基準をはるかに超える有害物質が検出されたことは記憶に新しいところです。また、近年では揮発性有機化合物などの吸引によるアトピーやアレルギーも公害病とされています。さらに地域的な規模での産業公害のみならず、ダイオキシン、ＰＣＢ、農薬などの有機塩素化合物による土壌や海水の汚染、フロンガスによるオゾン層破壊、炭酸ガスによる地球温暖化などを発生させ、地球の自然や気象状態に変化をもたらすといわれています。まるで波状攻撃のように次々と人間を追いつめています。

すべての化学物質は有毒だ

一九七〇年代後半、私は久保田先生のすすめで、化学物質の有害性を調査する労働省(当時)の研究機関「日本バイオアッセイ研究センター」に、設立準備の段階からたずさわることになりました。

この研究センターは「新たに開発された化学物質が労働現場で使用される前に有害性を調査することを事業者に義務づけるとともに、既存の化学物質についても国が自ら有害性の調査を実施する」という目的で設立された機関です。当時の日本で、初めて世界水準に達する公的な毒性研究機関であり、設立メンバーには「自分たちこそ日本の毒性研究のリードオフマン(牽引役)たらん」という熱い思いがみなぎっていました。

一九八二年四月、私は世界でも指折りの吸入毒性試験設備が導入された真新しい施設の中を歩きながら、まさに天与の職場であるという感動に胸を高鳴らせました。

「日本バイオアッセイ研究センター」では、さまざまな毒性実施状況の査察、報告書の点検を含む試験全体の査察業務(QAU＝Quality Assurance Unit)などに追われ、多忙ながらも充実した日々を過ごしました。その中で私が学んだのは、「どんな化学物質にも有毒作用がある」ということです。自らの経験に基づくこの認識が、久保田先生の言葉を思い出させてくれました。

「どんな化学物質にも有毒作用がある。ひとつの視点から見た毒性試験の結果をすべてだと思ったら、大きな間違いを犯すよ」

当初は「そんなものかな……」と思っただけでしたが、私は毒物屋として、この言葉の真意がだんだん理解できるようになっていきました。

毒性試験には、動物に試験物質を一回だけ投与して生じる毒性について検討する「急性毒性試験」、数カ月の間、継続的に与えて毒性をみる「短期の毒性試験」、さらに一、二年という長期にわたって試験物質を与えて毒性を調べる「慢性毒性試験」があります。また、発ガン性や遺伝毒性の有無、生殖発生における毒性、皮膚や眼の刺激性・アレルギー性の有無、抗原として働いて異常な免疫反応を起こすかどうかなど、特定の目的を調べる特殊な毒性試験がいくつもあります。

化学物質の毒性は、こうした試験をすべて実施し、結果を積み重ねて検証していく必要があります。そうしなければ、その物質が人体に及ぼす有害性を正確に把握することはできません。

ところが化学物質は、日々新顔が登場します。洪水のように大量に生み出されてくるため、それらをすべてチェックすることはとうてい不可能です。しかもそうした試験をすべて実施したとしても、その化学物質の毒性の全容が解明されたとはいえません。とりあえず明らかになるのは、その化学物質が単体で、しかも一定の環境下で動物に投与された場合の影響に限られます。他の化学物質と同時に体内に摂取された場合にどんな反応を起こすか、どんな影響が生じるかなど、現実的な疑問への答えにはなっていません。せいぜい、何もやらないよりはマシ

――それが実情でした。

化学物質のブラックホール

毒性試験には有毒作用や生理学的な影響の特徴を調べるだけでなく、適切な投与量や安全な投与期間を調べるという目的もあります。しかし、あくまでも限られた条件下での試験であり、化学物質の隠された顔の一端が垣間見えるにすぎません。そのため、思いがけない形で化学物質の毒性が判明して、私たちのような毒物屋を驚かせることも珍しくありません。

こんな事例がありました。

ある作業場の風呂場で男性が死んでいるのが発見され、検死の結果、一酸化炭素中毒と診断されました。ところが不思議なことに、死亡現場からは一酸化炭素がまったく検出されなかったのです。警察から協力を要請された私たちも首をかしげましたが、思いがけない原因は、風呂場に干してあった洗濯物から判明しました。

それは塩素系溶剤で洗濯した作業服でした。その塩素系溶剤を調べたところ、人体に入ると血液中に一酸化炭素へモグロビンが増加するという、通常では考えられない体内変化を生じさせる特性があったのです。一酸化炭素へモグロビンは、一酸化炭素とへモグロビンが結合したもので、通常は一酸化炭素中毒時に体内に生じ、血液の酸素運搬能力を喪失させる性質があります。当初の死因が一酸化炭素中毒と判定されたのはそのためでした。

この事件は、男性が塩素系溶剤で作業服を洗濯して干した後で、気化した成分を吸入したため、血中の一酸化炭素へモグロビンが増加して死亡したものと判明しました。

こうした特性は一般的な毒性試験ではわかりません。このような不幸な事故や事件が起こって初めて判明することがほとんどです。たとえば「水俣病」の有機水銀中毒も、工場では無機水銀だったものが、工場から排出され、いわば野放しにされた中で有機水銀に変化し、小魚がその水銀を摂取し、大きい魚が小魚を食べて濃度が増し、それを人間が食べる——そういう食物連鎖を経て、長い年月の後に水俣病として発現したものです。しかも無機水銀からどのように有機水銀が合成されたか、そのメカニズムは、まだ完全には明らかになっていません。

フロン(ＣＦＣ)についても同じことがいえます。フロンガスはこれまで膨大に生み出されてきた化学物質の中でも、長い間、非常に稀有な無害物質であると信じられてきました。無色・無臭で化学的に安定しており、冷蔵庫の冷媒、溶剤、発泡剤、消火剤などに幅広く利用されていました。ところが一九七〇年代になり、太陽からの紫外線を遮蔽して地球の生物を守ってくれているオゾン層の破壊が問題になると、フロンはその原因物質のひとつであると特定され、製造や輸入が禁止されたのです。

このように、ある時点においては安全でも、新しい化学物質と反応して有害物質になるかもしれないし、数十年後に何か問題が起きる可能性も大いにあります。化学物質は、ある特定の性質によって私たちの生活を便利にするものですが、その秘めた毒性は、全容を見ることのできないブラックホールのように私たちを待ち構えているのです。

どんな化学物質にも有毒作用がある――久保田先生にそう教えられてからもう四〇年以上が経ちますが、化学物質は社会的なニーズに応えて増え続け、人体や地球環境に及ぼすリスクも高まる一方です。

幻の環境ホルモン騒動

これまでに実施された毒性検査は、膨大な化学物質のほんの一部分にすぎません。五〇〇〇万種にものぼる化学物質の、ほんのわずかしか検証されていません。いまこの瞬間にも新しい化学物質がどんどん誕生しているのですから、たとえ世界中の毒物屋を総動員しても、とても対応できるものではありません。

しかも、実施された検査の実効性に疑問符が付くような事態も起きています。

一九九〇年代後半に世間を騒がせた「環境ホルモン」を覚えているでしょうか。

「環境中に存在するホルモンのような化学物質」という意味でこの通称が用いられるようになりましたが、正しくは「内分泌撹乱物質」といい、生体にホルモンのように作用したり、生体本来のホルモン作用を阻害したりする性質を持つ化学物質のことです。

人間社会の近くで生息する魚介類を調査したところ、水中の環境ホルモンの影響により、個体の生殖機能や生殖器の構造において、メスがオス化、あるいはオスがメス化するという事例が報告され、社会に大きなショックを与えました。たとえば、有機スズ化合物はごく低濃度でも巻貝の一種に作用し、メスをオス化させることがわかりました。そのため、環境ホルモンの内分泌撹乱作用と、アレルギー、子宮内膜症、不妊、乳ガン、発達障害などとの因果関係が懸念されるようになったのです。

日本では一九九八年、環境庁(現・環境省)が「内分泌撹乱作用を有すると疑われる化学物質」として六七の物質をリストアップした(P48―49)ことでにわかに関心が高まり、「環境ホルモン」という言葉の認知度も一挙に高まりました。

ところがその後の検証実験が進むにつれて、ほとんどの物質は哺乳動物に対して有意の作用を示さないことが報告されたため、環境省は二〇〇五年にこのリストを撤回しました。このリストは拙速で根拠に乏しいもの、との批判にさらされたのです。

環境ホルモンについては、世界的には現在でも、精子数の減少など人間への影響に関する調査・研究、大規模な疫学調査などが実施され、ごく微量の化学物質が生物の内分泌系を撹乱する「低用量効果」、複数の内分泌撹乱物質が作用すると、単独で作用したときよりもその効果が強まる「相乗効果」、世代を超えて悪影響が生じる「継世代影響」などの研究が続けられて

内分泌攪乱作用を有すると疑われる化学物質

物質名	用途
1．ダイオキシン類	（非意図的生成物）
2．ポリ塩化ビフェニール類（PCB）	熱媒体、ノンカーボン紙、電気製品
3．ポリ臭化ビフェニール類（PBB）	難燃剤
4．ヘキサクロロベンゼン（HCB）	殺菌剤、有機合成原料
5．ペンタクロロフェノール（PCP）	防腐剤、除草剤、殺菌剤
6．2，4，5-トリクロロフェノキシ酢酸	除草剤
7．2，4-ジクロロフェノキシ酢酸	除草剤
8．アミトロール	除草剤、分散染料、樹脂の硬化剤
9．アトラジン	除草剤
10．アラクロール	除草剤
11．シマジン	除草剤
12．ヘキサクロロシクロヘキサン、エチルパラチオン	殺虫剤
13．カルバリル	殺虫剤
14．クロルデン	殺虫剤
15．オキシクロルデン	クロルデンの代謝物
16．trans-ノナクロル	殺虫剤
17．1，2-ジブロモ-3-クロロプロパン	殺虫剤
18．DDT	殺虫剤
19．DDE and DDD	殺虫剤（DDTの代謝物）
20．ケルセン	殺ダニ剤
21．アルドリン	殺虫剤
22．エンドリン	殺虫剤
23．ディルドリン	殺虫剤
24．エンドスルファン（ベンゾエピン）	殺虫剤
25．ヘプタクロル	殺虫剤
26．ヘプタクロルエポキサイド	ヘプタクロルの代謝物
27．マラチオン	殺虫剤
28．メソミル	殺虫剤
29．メトキシクロル	殺虫剤
30．マイレックス	殺虫剤
31．ニトロフェン	除草剤
32．トキサフェン	殺虫剤
33．トリブチルスズ	船底染料、漁網の防腐剤
34．トリフェニルスズ	船底染料、漁網の防腐剤

物質名	用途
35. トリフルラリン	除草剤
36. アルキルフェノール（C5からC9） ノニフェノール 4-オクチルフェノール	 界面活性剤の原料／分解生成物 界面活性剤の原料／分解生成物
37. ビスフェノールA	樹脂の原料
38. フタル酸ジ- 2-エチルヘキシル	プラスチックの可塑剤
39. フタル酸ジブチルベンジル	プラスチックの可塑剤
40. フタル酸ジ-n-ブチル	プラスチックの可塑剤
41. フタル酸ジシクロヘキシル	プラスチックの可塑剤
42. フタル酸ジエチル	プラスチックの可塑剤
43. ベンゾ（a）ピレン	（非意図的生成物）
44. 2，4-ジクロロフェノール	染料中間体
45. アジピン酸ジ-2-エチルヘキシル	プラスチックの可塑剤
46. ベンゾフェノン	医療品合成原料、保香剤等
47. 4-ニトロトルエン	2．4ジニトロトルエンなどの中間体
48. オクタクロロスチレン	（有機塩素系化合物の副生成物）
49. アルディカーブ	殺虫剤
50. ベノミル	殺菌剤
51. キーポン（クロルデコン）	殺虫剤
52. マンゼブ（マンコゼブ）	殺菌剤
53. マンネブ	殺菌剤
54. メチラム	殺菌剤
55. メトリブジン	除草剤
56. シペルメトリン	殺虫剤
57. エスフェンバレレート	殺虫剤
58. フェンバレレート	殺虫剤
59. ペルメトリン	殺虫剤
60. ビンクロゾリン	殺菌剤
61. ジネブ	殺菌剤
62. ジラム	殺菌剤
63. フタル酸ジペンチル	
64. フタル酸ジヘキシル	
65. フタル酸ジプロピル	
66. スチレンの2及び3量体	スチレン樹脂の未反応物
67. n-ブチルベンゼン	合成中間体、液晶製造用

（環境省HP 環境ホルモン戦略計画SPEED'98より）

います。

その結果、有機スズ化合物は、一ナノグラムでも海洋生物に影響を与えるという報告がなされ、国際海事機関が使用を禁じています。

こうした有毒性については、疑わしきは有罪という姿勢で臨むことが大切です。早めに禁止しなければ人命が危険にさらされるかもしれず、国民の健康を守ることはできません。ところが日本では肝心かなめの環境省がリストを取り下げてしまい、しかも人間への影響は明らかでないとして、リストに掲載した物質の内分泌攪乱作用の評価も行なっていません。

そのため、リストが取り下げられたことをリスト掲載物質の「解禁」と解釈する企業により、その多くが現在でも大手を振って使用されています。こうした例からも、行政と企業の馴れ合いと、化学物質に対する安易な姿勢がほの見えます。

黙殺された試験結果

国や企業は、化学物質の毒性には実に敏感に反応します。しかしそれは国民の健康を憂えているからではなく、化学物質の毒性に注目が集まることで、企業活動が阻害されることを恐れているからです。

魚介類に影響を与えた化学物質ではあるが、人間に顕著な影響を及ぼさないから、環境ホルモンのリストは必要ない――はたして本当にそうでしょうか。
最近の研究では、ガンやアトピー性皮膚炎、肝臓病、腎臓病などの原因に化学物質が関与していることが常識的にいわれています。少なくとも、昆虫や貝類などの小動物では、環境ホルモンを摂取するうちに、生体変化を起こすことが確認されています。環境ホルモンを摂取した貝や魚を食べた別の魚が影響を受け、それを食べた人間に影響が及ぶ――水俣病のような食物連鎖が起こる可能性はゼロではありません。

国民の安全を守る国の責務として、無制限に使用を認めていいものでしょうか。環境ホルモン問題の重要な点は、小動物の生体変化を通して得た実態から、ある特定の物質だけが問題だとするのではなく、どんなに微量でも毒はあくまでも毒であるという基本を確立することでした。将来人間にも起こる可能性への警鐘を鳴らしている、大事なポイントはそこにあります。しかし、環境省は議論を尽くすことなく、リストを葬り去ってしまいました。

この姿勢はこれまで水俣病や各種の鉱毒問題、薬害事件に際してとってきた行政のありようとまったく同じで、学習能力はみじんもうかがえません。環境中に存在する化学物質がきわめて微量でも生体に障害をもたらすとしたら、すべての化学物質は使用不可能になってしまう。それでは困るので、リストは闇に葬ってしまおうということなのだと思います。

グレーゾーンの化学物質を使用している企業は、いわば確信犯です。多くの企業のスタンスは、自分たちが使っている化学物質の毒性を知っていても、公的機関から指摘されないかぎり、自ら公表することはけっしてありません。そうした体質は、このところ相次いだ食品の偽装事件にもくり返し見られるものでした。

そうした事例の中で、私にとってもっとも印象的な体験は、現在も日本で発売されている、ある育毛剤についてのものです。

一九七〇年代にアメリカで血管拡張剤として開発されたミノキシジルは、高血圧の経口薬としての臨床試験で、髪が伸びる、脱毛症を回復するなどの効果が発見されました。この副次効果に目をつけたアメリカの製薬会社が、二パーセント溶液を脱毛症治療の外用薬として発売することを計画し、FDA（アメリカ食品医薬品局）の認可を得ることに成功しました。

審査が厳しいことで名高いFDAのお墨付きが出たため日本でも大いに話題になったのですが、当時の日本ではミノキシジル成分の医薬品が未発売だったため、私が勤務している研究所で毒性試験を行なうことになりました。ラットとマウスを用い、二年に及んだ発ガン実験の結果、乳腺の腺ガンの発生率が高いことがわかりました。この試験結果はただちにFDAにも伝えられ、FDAは私たちの試験のデータから病理組織標本に至るまで、すべてを再調査し、その厳正さと正確さを確認しました。

こうした経緯があったため、私たちは「ミノキシジルは発売されないだろう」と考えていました。しかしその予想はあっけなく覆され、ほどなくミノキシジル成分の含有率二パーセントと五パーセントの育毛剤が、処方箋不要の一般医薬品としてアメリカで堂々と発売されたのです。

私たちの毒性試験はラットとマウスによるもので、人体における発ガン性を確認したものではありません。とはいえ、少なくとも動物実験ではクロだったのです。百歩譲って濃度の問題だというのなら、それも五パーセント以下なら安全だというのなら、それなりの試験結果を堂々と示すべきです。しかしそんなデータは今日に至るまでついぞ公表されていません。

その後、日本でもミノキシジル一パーセントの育毛剤が大手製薬メーカーから一般医薬品として市販されました。しかし、その副作用と疑われる循環器疾患による死亡例が九九年末時点で六例、九九年〜二〇〇三年の間に循環器系の副作用が五〇〇例あまり寄せられたことが明らかになりました。もちろん、発売元の製薬メーカーは、因果関係を否定しています。

ミノキシジルは、私たちが提起した発ガン性の危険もさることながら、もともとは血圧降下剤としての副作用が懸念されていた薬剤です。循環器系疾患との因果関係は明らかではありませんが、厚生労働省は「副作用の可能性は低い」というコメントだけで幕を引きました。

この育毛剤は、より安価な米国製品の二パーセント溶液を個人輸入するケースもあとを絶ちませんでしたが、二〇〇八年一〇月からミノキシジルの含有率が一パーセントを超えるものは劇薬に指定され、輸入量が制限されるようになりました。しかしその直後に、日本の製薬メーカーの五パーセントの育毛剤が承認され、新商品として発売されたのです。しかもこちらは劇薬の指定外という不可思議な状態が起きています。これも、厚生労働省と製薬会社の歪んだ関係を示す一例といえるでしょう。

許容量のマジック

行政と企業の関係は、化学物質の暴走を助長しかねない構造になっています。同じような事例を数え上げればそれこそキリがありませんが、在任中、私がもっとも驚いたのは「許容量」の実態でした。

生命活動に不都合な影響を与える物質を有害物といいますが、有害物が生体に影響を及ぼすメカニズムは物質によって異なります。また、ある生物にとっては有害でも、別の生物にとっては有害作用を生じないこともあります。

毒性を対象とする毒性学では、ほとんどの物質は多かれ少なかれ毒性を持っていると考えます。たとえば塩や砂糖も一度に大量摂取すれば危険ですが、この場合、有害物とは呼びません。

では、何をもって有害物と定義すればいいのでしょうか。

人体への有害作用の強弱を測る試験方法のひとつに、一定量の化学物質を一回だけ食べさせたり、一定時間吸入させたりして、一定期間内にどれだけ死亡するかを調べる「急性毒性試験」があることは前述しましたが、詳しくいうと、「毒物」とは、体重一kg当たり三〇mg以下の量の化学物質を体に入れた場合、一〇〇人中五〇人、つまり五〇パーセントの人を死に至らしめるもののことです。たとえば体重五〇kgの人一〇〇人に、ある物質を一人あたり一・五g(＝三〇mg×五〇kg)ずつ食べさせたり吸入させたりしたところ、一〇〇人中五〇人が死んでしまったら、それは「毒物」です。

それに対して「劇物」は体重一kgあたり三〇〇mgまでとされ、「毒物」に比べると毒性は弱いわけです。では「毒物」に比べて「劇物」は安全なのでしょうか。

代表的な「毒物」の青酸カリ(シアン化カリウム)のヒトにおける致死量は一五〇〜三〇〇mgですが、だからといって一〇mgなら「安全」だと考え、青酸カリを舐める人はいません。「毒物」も「劇物」も猛毒であることには変わりはなく、その生産・輸入・販売・取り扱いは、「毒物および劇物取締法」で厳しく規制されています。

たとえばあるお菓子を一〇個食べたら一〇人中五人が死んだとしましょう。でも一個だけ食べても誰もなんともなくて、二個食べてもなんともない。三個食べたら数人が気持ち悪くなり、四個食べたら全員が苦しみ始めた――そうなることがわかっていれば、こんなお菓子は誰も食べません。しかし毒物試験官は「このお菓子は三個以上食べると体に変調が起こるが、二個までなら大丈夫らしい。このお菓子の許容量は二個である」という報告書を書くのです。

これが、国が定めている化学物質の「許容量」の考え方です。一〇個食べたら半数が死んでしまう毒菓子は一〇個食べるから毒なのではなく、たとえ一個でも、それよりもっと少量でも毒は毒なのです。それを二個までなら「安全だ」と言う。これが「毒」を安全だといいくるめる「許容量のマジック」です。

二〇〇八年にはメタミドホスやメラミンといった化学物質の混入事件が頻発し、食の安全性への関心が高まりました。ところが行政の発表はいずれも「基準値は超えていても、このレベルなら大丈夫」というコメントばかり。ＬＤ五〇(半数致死量)値やＬＣ五〇(半数致死濃度)値を用い、試験物質を一回だけ体内に入れて問題が起こるかどうかを判断するため、こうした結果になるのです。つまり私たちは、「一回だけなら食べても何の症状も出ない」という基準のみを満たした化学物質を、毎日何十、何百種類も口にしているのです。

「許容量」が定められていれば、一般の人々は「許容量以下なら安全だ」と理解します。これはいわば誤解です。その誤解を最大限に利用して、「許容量」以下の多様な化学物質をふんだんに混入させた食品や化粧品が、大量に商品化されています。そしてたまたま基準値を超えていることが発覚しても、「一回だけなら問題ない」などという無責任な発言がまかり通るのです。

「許容量」の規定は国民の健康のためではなく、化学物質の使用を助長し、企業活動を援護するためのものです。しかも、当の「許容量」さえ不動ではなく、新しい調査結果が出れば見直され、数値がくるくる変わります。

ちなみに三〇年ほど前のこと、ソ連などの共産圏では、化学物質の「許容量」はアメリカをはじめとする資本主義社会の一〇〇分の一から一〇〇〇分の一に設定されているといわれていました。当時、私でさえそれではとても企業は成り立つまいと思ったほどですが、事実はベルリンの壁崩壊後に判明しました。その数値はまったく守られておらず、逆にとんでもない高濃度の化学物質で環境が汚染されていました。彼らの「許容量」は海外向けのポーズにすぎなかったのですが、本来、化学物質の「許容量」はそのレベルまで引き下げ、維持されるべきです。かつての共産圏のように絵に描いたモチでは意味がありませんが、人類にとっての基盤は、その時代ごとの尺度によるのではなく、生態系を形成するすべての生命活動の健全さにあるのだと認識することが大事なのです。

気がつけば大酸化時代

意識するしないにかかわらず、私たちは化学物質に浸かりきった生活を余儀なくされています。ある化学物質の安全性が疑われれば代替品が登場し、その危険性が指摘されるとまた次の代替品が作られる――それが現代社会の実態です。

生命の維持に欠かせない水はどうでしょうか。

水道水の原水に紛れ込む菌類などの微生物にとっては塩素殺菌が有効でしたが、最近ではクリプトスポリジウムのような耐塩素性病原微生物が登場し、塩素に代わる殺菌方法の必要性が叫ばれています。

近年、鉛による神経毒への懸念から、水道管は鉛管から塩化ビニール管への転換が進められてきました。しかしこの塩ビ管にも樹脂の安定剤としてステアリン酸鉛などの有機鉛が含まれていて、わずかながら鉛が溶出することが確認されています。実際、塩ビ管を作る工場では鉛中毒の防御対策の必要性が指摘されているのです。

毎日口にする食品にも、さまざまな合成添加物が含まれています。保存料・殺菌料・酸化防止剤・防カビ剤・着色料・発色剤・漂白剤・光沢剤・香料・甘味料・酸味料・調味料・苦味料・乳化剤・増粘剤・ゲル化剤・膨張剤……とても数えきれません。食品の素材そのものにも農薬や化学肥料、除草剤、抗生物質などが残留している可能性が高いし、海外から輸入する農作物の場合は、長期貯蔵や遠距離輸送で害虫やカビが発生しないよう、農薬処理（ポストハーベスト）がなされていることも大きな問題です。

また、日頃お世話になる大衆薬も、医者から処方される医薬品も、漢方薬を除けばほぼすべてが合成化学物質の塊です。そして呼吸をするたびに、自動車や工場からの排気ガスが体内に吸い込まれていく。お酒（アルコール）やタバコ、加工食品を同時に摂れば、タバコの有害成分や食品中の化学物質がアルコールに溶け出して、たちまち胃から体内に吸収される……。

このように、何気ない日常生活を改めて思い描くと、私たちは常に複数の化学物質を、不用意かつ同時に体内に取り込んでいることがわかります。つまり、私たちはいま、化学物質という異物にどっぷりと浸かった「合成化社会」に放り出された状態です。

通常であれば、ヒトの体は異物である化学物質を攻撃するためフリーラジカル（遊離基）や活性酸素を発し、余剰の活性酸素は体内で消費してしまうシステムが働きます。

ヒトは空気中の酸素を呼吸で体内に取り込み、二酸化炭素を排出していますが、体内に取り込まれた酸素の約二パーセントは「活性酸素」に変わるといわれています。非常に不安定な一個の電子を持ち、他の物質から電子を奪い取って安定しようとして強い酸化力を示すものをフリーラジカルと呼びますが、活性酸素はその代表格です。

いわば酸素の「産業廃棄物」ですが、フリーラジカルや活性酸素は、体内に侵入した細菌やウイルスを撃退する働きを持っています。健康な状態なら、ウイルスを撃退した活性酸素は体内の酵素の働きで無害化され、最終的には水になります。しかし、活性酸素を分解する酵素が年齢を重ねることで減少したり、体内のバランスが崩れたりすると、余分な活性酸素が逆に細胞を攻撃するという悪さを始めます。ところがあまりにも連続的に、しかも長期的な化学物質の影響を受けやすい「合成化社会」で暮らす私たちの体は、フリーラジカルや活性酸素を過剰に生じやすくなっています。この余分なフリーラジカルや活性酸素が、生体を構成する細胞の細胞膜やタンパク質、DNAを酸化させ、体の機能をサビつかせて、生活習慣病などあまたの現代病や老化現象を引き起こす根本的な原因因子となっているのです。

しかも、国や企業が化学物質を偏重する社会構造が、私たちの体の酸化を促進させるシステムを助長しています。おびただしい化学物質に席捲された「合成化社会」——それは私たちに、構造的な「大酸化時代」を生きることを余儀なくさせる社会です。

◆コラム2　スポーツで体が酸化する◆

活性酸素が過剰に生じる原因は、化学合成物質や食品添加物の摂取、喫煙、肉体的・精神的ストレス、環境汚染、紫外線、排気ガスなどさまざまですが、意外な落とし穴がスポーツです。

健康維持には適度な運動が必要ですが、激しい運動をすると呼吸が荒くなり、心臓もドキドキします。これは筋肉が大量の酸素を消費するために、呼吸量や血流量を増やさなければならないからです。ところが体内の酸素量が急激に増えると、フリーラジカルや活性酸素の発生量も増え、体内で活性酸素が暴走しやすい状態を作り出してしまいます。

運動中の呼吸量の増大、体温の上昇、血流の増大などにより、フリーラジカルや活性酸素の大量発生をくり返していると、知らないうちに細胞を傷つけてしまいます。また、成績の向上や試合の勝ち負けにともなうストレスなども、過剰な活性酸素を生み出します。こうした影響をいちばん受けやすいのはスポーツ選手ですが、一般の人でも自分の体力を超えた運動を続けると、健康維持どころか、かえって老化を促進することになりかねません。自分で心地よいと感じる程度にとどめるべきです。

毒物屋が見つけた「べつの道」

かつて狩猟と採集で暮らしていた人間は、増え続ける人口を飢えから救うために、栽培・牧畜・養殖という画期的な技術革新を行ないました。産業革命以後、加速度的に激増した人口に見合う食糧を得るため、作物の生産量アップを図るべく、今度は化学肥料を作り出しました。

さらにここから花開いた「化学」というマジックハンドを用い、世の中の物質を元素単位で考え、その構造式を解き明かして再設計することで、思いどおりの機能を持つ化学物質を作り出すことに成功しました。まさに「必要は発明の母」です。ごく単純に図式化すると、現代の「合成化社会」の原点は、人間を飢えから救うための技術革新にあったともいえます。

おしむらくはこの際、化学物質の機能のみを優先させ、生体障害を生じるという負の部分から目を背けてしまったことです。そして戦後の日本では、飢えと困窮のどん底からはい上がるために、化学物質を急激かつ大量に導入し、今日の大酸化時代に至る流れを決定づけてしまいました。

人間活動とは自然環境への働きかけと、社会環境への働きかけの相互関係の上に成り立っていますが、化学物質はこのバランスを著しく崩すものでした。

このことを厳しい警鐘とともに指摘したのが、アメリカの海洋生物学者レイチェル・カーソンでした。一九六二年に出版された不朽の名著『沈黙の春(Silent Spring)』の、第二章の冒頭の一節にはこう書かれています。

この地上に生命が誕生して以来、生命と環境という二つのものが、たがいに力を及ぼしあいながら、生命の歴史を織りなしてきた。といっても、たいてい環境のほうが、植物、動物の形態や習性をつくりあげてきた。地球が誕生してから過ぎ去った時の流れを見渡しても、生物が環境を変えるという逆の力は、ごく小さなものにすぎない。だが、二〇世紀というわずかのあいだに、人間という一族が、おそるべき力を手に入れて、自然を変えようとしている。

確かに、かつては地球環境の変化によって、生物の生態や活動は変化してきました。しかし今では、人間の活動が地球環境に大きな影響を及ぼすようになっています。

レイチェル・カーソンが言う「おそるべき力」とは、ひとつは「核」、ひとつは「化学物質」です。彼女の指摘からすでに約半世紀が経とうとしていますが、彼女の指摘した問題は深刻さを増しこそすれ、なにひとつ解決されていません。彼女は同書の「べつの道」という最終章で彼女なりの答えを示しています。それは、災いと破滅へ続くこれまでの道とは違う「べつの道」をいくときこそ、地球を守る唯一のチャンスがあるというものです。

具体的には農薬や殺虫剤などの大量使用に頼る化学的防除方法ではなく、天敵などを有効に活用する生物学的防除方法を選ぶべきだというのです。つまり、自然の力を活用せよということですが、この指摘は私を大いに勇気づけてくれました。

化学物質に満ちた合成化社会はまだまだ続きます。これまで「毒物屋」として生きてきた私にとっての「べつの道」――それは文字どおり、「毒物屋」から「毒消し屋」に変身することでした。

漠然とですが、私は日々の仕事に没頭する一方、頭の片隅ではいつも毒を消すにはどうしたらいいかを考えるようになりました。

第3章

毒物屋のめざめ

毒物屋の苦悩

有害性調査の公的機関に在籍していた当時の私は、自分の毒性研究の目的は「危険な化学物質を見つけ出し、できるだけ使用しないように導くこと」だと信じていました。化学物質の危険からできるだけ人々を遠ざけ、健康保持に貢献することが毒性研究の本来の役割であり、化学物質の毒性をいち早く見抜くことで、微力ながら社会のお役にたてると思っていました。

ところが行政には行政の思惑があり、企業には企業の理屈がある。それは私が考えていることとはまったく違うと徐々にわかってきました。

ふつう新たな化学物質が開発されると、実用化に向けて有用性・有効性のテストを行ないます。その結果を踏まえて実用化にともなう経済効果のシミュレーションを行ないつつ、今度は人体に対する有害性のテストを行ないます。そしてたとえ毒性が示されたとしても、「許容量のマジック」を駆使して、見かけ上の毒性が発現しないレベルでの実用化や経済性の検討を行なうのです。

こうして新しい化学物質の実用化・商品化にこぎつければ、企業の競争力が強化されて経済はさらに活況を呈し、企業から政府に巨額の税金が納められる――これが行政や官僚が描いているシナリオです。だから彼らが国民や消費者ではなく、化学物質を製造する企業やそれを使用する企業を優先するのは、ある意味で当然の戦略なのです。

それがわかると、私自身も知らぬ間に、このシナリオの出演者にされていたことに気づきました。なぜなら、毒性の有無を調べるテストは化学物質の許認可に直結し、毒性の強弱を調べる試験は、「この化学物質はここまでは体の中に入れても〝安全〟」だというレベルを定める試験でもあるのです。これは、私自身が「許容量のマジック」という手品のタネを、国や企業のアリバイづくりのために提供していたことにほかなりません。社会に貢献できる毒物屋を自認していた私にとって、これは何よりも大きなショックでした。

四大公害病はじめ、キノホルム投与によるスモン病、サリドマイド、薬害エイズや薬害肝炎など、多くの公害・薬害事件においては、原因企業のみならず、問題発覚後の行政の対応が遅れたり不適切であったがために、被害が拡大してしまったことは周知の事実です。

のみならず、故意に国や企業に都合のよいデータや理論を提供する御用学者たちがあれやこれやと口を出し、原因の究明を意図的に難しくしていました。国が本当に国民の健康を考え、企業が社会的責任を自覚し、それぞれが真摯に迅速に対応していたならば、一連の公害・薬害事件の犠牲者は最小限に抑えることができたはずです。

こうした国家や業界のあり方がわかるにつれて、私の胸は痛みました。しかし、私自身は何をなすべきか、どう対応すればいいのか、まだ何も考えられませんでした。

毒消し屋への転身

現代人は化学物質に囲まれて暮らし、そのおかげで快適さや便利さを手に入れています。化学物質の毒性や危険性についてもある程度の知識や認識を持つとともに、化学物質が悲惨な公害病や薬害をいくつも生み出した事実も知っています。

そうした被害を最小限に食い止めるために、国や公的機関では化学物質の「許容量」を定め、安全を確認する作業に努めている。だとしたら、化学物質は現代社会における「必要悪」と考えて容認すべきだろう。それは仕方のないことだ――ほとんどの人はこのように考えているのではないでしょうか。

しかし、利益至上主義に陥った企業が、化学物質の「許容量」や「安全性」を振りかざして化学物質をまき散らし、本来、それを規制するはずの国家がそうした企業活動に加担しているとしたら、国民はいったい何を信じればいいのでしょうか。毒物研究の世界に三〇年近くも身を置いた毒物屋の目に映ったのは、こうした救いようのない実態でした。

すべての化学物質は有害です。これこれの化学物質がガンやぜん息、アトピーなど、さまざまな現代病の原因になり、認知症や老化を促進しています。しかし、そうとわかっていても、もはや誰も、化学物質を排除することができません。

だとしたら、私たちはこのまま、化学物質という〝化け物〟に、侵され続けるしかないのでしょうか。この疑問に毒物屋としてどう応えたらいいのか……そんな思いが片ときも脳裏から離れない日々が続きました。そしてようやくひと筋の道が見えてきました。「化学物質や活性酸素の有害作用から逃れられないのなら、とりあえず、その害を少しでも軽減できないだろうか」というごく当たり前の発想です。

ウイルスが体内に入ると、私たちの体は抗体を作って攻撃を加えます。一度抗体ができてしまえば、その後は同じウイルスに対して抗体を持ち続けられるし、医学的には抗体を作るためのワクチンも製造されています。同じようなことが化学物質や活性酸素に対しても可能なのではないか。つまり、化学物質や活性酸素の毒を軽減する「ワクチン」のようなものはできないだろうか……。

初めは漠然とそんなふうに考えていただけで、何か具体的な考えがあったわけではありません。ただ、化学物質や活性酸素による酸化が体をサビつかせる反応であるからには、「酸化還元反応」という化学反応の基本の中に解決のカギが潜んでいるのではないか。そう直感していました。こうして一九九四年、五〇歳の節目を迎えた私はあることをきっかけに、「毒物屋」を廃業し「毒消し屋」に転身する決意を固めました。

超還元水は体にいい

人間の体を酸化させる化学物質や活性酸素の有害作用をどうすれば軽減できるのか——毒性研究時代の後半、私はそのことばかりを考えていました。そんなある日、思いがけず小さなヒントに突き当たりました。「機能水研究振興財団」という団体から「水の毒性試験」を依頼されたときのことです。

「水」といってもただの水ではなく、水に人工的な機能を付加した、いわゆる「機能水」でした。機能水とは、たとえば薬事法で定められた衛生管理に使用される強酸性電解水やアルカリイオン水など、特殊な水分子の組成を持ち、通常の水にはない働き(抗酸化作用等)を持っている水のことです。この財団の依頼は、食塩水を電気分解してできる超酸化水の毒性について、詳しく調べてほしいというものでした。この水は酸素や塩素を多く含むため、高い毒性を示す可能性があったからです。

結果はそのとおりでしたが、その報告の際、その財団の担当者が何気なく口を開きました。

「超酸化水は体によくないということだけど、それなら超還元水は体にいいことになるね。だけど、超還元水は保存できないものなぁ……」

私はこの言葉にハッとさせられました。

「酸化」を文字どおりに説明すれば、ある物質が化学反応を起こして酸素と結合することです。「還元」とは酸化された物質から酸素を取り除くことで、読んで字のごとく、「元の状態に還る」ということです。水素の働きからみると、物質から水素を奪うことが酸化であり、水素を与えることが還元であるともいえます。

鉄や銅などの金属がサビるのは、空気中の酸素によって酸化されてしまうからです。それとは逆に、サビついた鉄を水素ガスの中に入れると、サビた酸素と水素が結合して水になり、サビが取れて鉄は元の状態に戻ります。これが還元です。

酸素原子は不安定で、常によそから電子を奪って安定したいという状態にあります。つまり、鉄や銅がサビるのは、それが化学的に安定した状態だからです。サビを落とした（＝還元した）状態が長く続かないのは、その状態が不安定だからです。

つまり「超還元水は保存できない」という言葉の意味は、それが不安定な状態で、そのまま放置すると、空気中の酸素によって酸化されてしまうということです。

いずれにしても、「還元は体にいい」という何気ないひと言が、袋小路に迷い込んでいた私にとって、かけがえのない天からの啓示のように響きました。

◆コラム3　酸化と還元◆

一般に、ある物質と酸素が結びつくことを「酸化」といいます。新しい一〇円玉はピカピカですが、使い古されるとくすんで茶色くなる。これは一〇円玉の原料の銅が酸素と結びついて酸化したからです。もう少し詳しくいうと、物質を構成する原子は、プラスの電荷を持つ陽子とマイナスの電荷を持つ電子からできていて、両者が同じ質量にあるときは安定した状態を保っています。ところが酸素原子は不安定で、常に他の物質の電子を奪おうとします。皮をむいたリンゴが変色するのは、空気中の酸素がリンゴから電子を奪い取ってしまうからです。

一〇円玉も同じで、古びた一〇円玉の銅は酸素に電子を奪われた状態です。ところがこの一〇円玉に水素を吹き付けると、ピカピカの一〇円玉に戻る。これが還元作用です。このとき、銅と結びついていた酸素は水素と結合して銅から離れて水になります。

このように、マイナスの電荷を帯びた電子を他の物質から奪い取ることを「酸化」、それとは逆に他の物質に電子を与えることを「還元」と呼んでいます。ただし、「酸化」も「還元」も電子のやり取りであり、必ずしも酸素が介在しているというわけではありません。酸素がなくても不安定な電子を持つ物質であれば、酸化は起こり得ます。

また、両者は別々の化学反応ではなく、電子を奪われた側は酸化され、奪った側は還元されるという現象が同時に起こっています。それゆえ、表裏一体のできごととして「酸化還元反応」と呼ばれます。いずれにしても地球上の生活圏（生物圏）は、おおまかにいえば酸素の酸化力と水素の還元力の支配下にあり、あらゆる生物は酸化還元反応をくり返して生命を維持しています。つまり、体における酸化還元反応は、私たちが生きていくために必要不可欠な生体反応のひとつなのです。

理想的な還元物質を探せ

空気中に含まれる酸素は二一パーセントといわれますから、空気が物質を酸化させてサビつかせます。同様に人間の体も空気を吸うことによって酸化され、サビつきます。このサビが病気や老化の原因になる。つまり、空気は人体にとって「酸化物質」として作用するわけで、私たちの周りには空気という酸化物質が満ちあふれていることになります。人間はオギャーと生まれたときから酸化に向かってカウントダウンしていくのですね。

これに加え、化学物質の摂取、喫煙、肉体的・精神的ストレス、環境汚染、紫外線、排気ガス、そして過剰なスポーツなどが活性酸素やフリーラジカルを過剰に生じさせて、私たちの体内を酸化させます。つまり強烈な「酸化社会」なのです。

酸化は体をサビつかせて健康を損なう――

還元は体のサビを取り健康を回復する――

だとしたら、サビた鉄を還元させる水素ガスのように、還元力の強い「還元物質」を体内に取り入れて、酸化された体を還元してやればいいのではないか――。後に「植物マグマ」に到達する私の長い道程は、まさにここからスタートしたといえるでしょう。

ところが現実に口に入れられる還元物質は酸化物質に比べて極端に少ないのです。しかも還元物質は、自らが酸化することで相手の物質を還元するわけで、超還元水がたちまち酸化して長く保存できないように、安定した還元物質というものはなかなか思いあたりません。

強い還元力を有する化学物質はいくらでもあるし、新たに作ることも可能でしょう。しかし、ひとつの効能を得るために、いつ、どこで、突然に悪い作用を生じかねない化学物質の危険性に目をつぶることはできません。

化学的に、たとえば電気分解などで還元力を人為的に作り出すことはできます。しかし、化学的、人為的に還元力を作り出すことは、人間に負荷をもたらします。雷が落ちるのは、地上にプラスイオンが過多になったため、空からマイナスイオンが降ってきて、バランスを整えようとする現象ですが、それと同じようなことで、とても危険がともないます。

作るなら、体になんの害も及ぼさない自然のもので、水素と同じような還元力を持ち、しかも安定した状態にある還元物質でなければなりません。それが手に入れば、体のサビを落とし、病気を遠ざけ、若々しく元気な体を保つことができるはずです。

青酸カリも還元剤

一般的に化学物質の還元剤として知られているのは、水素、硫化水素、ヨウ化水素、一酸化炭素、亜硫酸塩、チオ硫酸ナトリウム、シュウ酸、アルカリ金属、マグネシウム、カルシウムなどです。

昨今は水素の還元力が注目され、「水素水」と称して水素を注入・封入した水が販売され大ヒットしています。水素は単体で体内に取り入れることが難しい元素なので、体内に十分な還元力を発揮できるかどうかは疑わしいかぎりです。自然界には水素が単体で存在することはあり得ないことですから、そうして得られた水素水はまさに人工水ですね。もっとも有害作用はなさそうなので、体内で還元力を維持できるならば悪くはないでしょうが……。

私は還元物質探しをするにあたって、ひとつのルールを設けました。それは、自然由来の成分でできた還元物質でなければならない。化学合成によるものではダメだということです。それは生体内の還元は、実験室で人為的に行なう還元とは、似て非なるものだからです。

実は人工的な還元剤のチャンピオンは、青酸化合物です。青酸カリは毒物の代名詞ですから意外に思われるかもしれませんが、青酸カリは経口摂取すると、胃液と反応して青酸ガスを発生させます。青酸ガスは窒素と炭素と水素の結合体(HCN)で、強力な還元力があります。

体内で青酸ガスが発生すると、肺から血液に入って全身の酸素を奪い、低酸素状態に陥り、やがて死に至ります。還元作用(抗酸化作用)を持つものが体にいいといっても、青酸カリのように還元力が強すぎては、生命にとっては危険な存在となります。

しかし工業界では、青酸カリの強力な還元力が大活躍しています。鉄や銅、イオウなどを作る際には、青酸カリや硫化水素、一酸化炭素などの毒物が還元剤として欠かせません。たとえば鉄鉱石は常に酸素とくっついた状態で、つまりサビた状態で産出されます。それを熔鉱炉で溶かして一酸化炭素を送り込むと、酸素は一酸化炭素と結びつき炭酸ガスとなって分離し、純粋な鉄として精製されます。

古代エジプトのミイラは、人間の死体を青酸カリの浴槽に浸け込み、全身を強力に還元させて腐敗から守り、保存したものです。こうして永遠の眠りについたはずのミイラは、しばしば盗掘被害に遭っています。盗賊たちのお目当ては、ミイラが身に付けている宝石や金銀ですが、棺の蓋を開けた不届き者は、目の前のお宝に手を伸ばす間もなく、青酸ガスの「死の洗礼」を浴びます。青酸カリが遺体に含まれる酸と反応してできた青酸ガスが、棺の蓋が開けられたとたん彼らに襲いかかるからです。これが「ミイラとりがミイラになる」という諺のそもその謂われだそうです。これも化学的に合成された還元剤の恐ろしさを物語る話です。

私はかつて、青酸カリを扱う町工場の調査をしたことがありました。そこではきわめて毒性の高い青酸カリが実に無造作に扱われていました。青酸カリは蒸発して毒性のある青酸ガスになるはずなのに、常時それを吸っているはずの従業員には何の症状も生じていません。

ところが、彼らが口をそろえて「タバコを吸うと口の中に変な甘みが生じる」と話していたことから原因がわかりました。タバコの中のイオウ分とシアン(CN)が結びついてチオシアン(SCN)になり、青酸ガスは口の中で解毒されてしまったのです。

実際、彼らの尿を検査してみると、吸い込んだ青酸ガスと、体内のタンパク質中のイオウ成分が結合したと見られるチオシアンが検出されました。人間には体内で毒物を解毒する物質がたくさんあり、外界から侵入した毒物を無害化する作用がありますが、毒物の量が一定レベルを超えると無害化が追いつかなくなります。この現場でタバコを吸う人のほうが無害化したチオアシンが多く検出されたということは、タバコが解毒にひと役買っていたのです。

一方で私は、ウサギに青酸カリを飲ませる実験を一年以上続けたことがあります。投与量を少しでも間違えるとウサギはあっという間に死んでしまいますが、致死量を下回っているかぎり、ケロッとしていることがわかりました。これは摂取する量が少なければ分解がきわめて早く、体内に残存しないという青酸カリの特徴を示す例です。

だとすれば、過剰な摂取さえしなければ、青酸カリは非常に優れた還元剤として体のサビを除去してくれるかもしれません。しかし当然のことながら化学合成された還元剤は、還元作用とともに、同時多発的な有害作用を生じる可能性を否定できません。絶対安全な化学物質など存在しないからです。

青酸カリの還元力は数千年前のミイラの体を維持し続けるほど強力です。たとえ微量で、死に至らない程度で量の加減が可能であっても、生身の人間に使うようなことがあってはなりません。それでは「許容量のマジック」を隠れ蓑に化学物質を濫用する、どこかの国や企業と同じ穴のムジナになってしまいます。

酸化レベルを測る

こうして「還元力」探しを始めた私は、まず、「体調が悪いとき、体はどの程度酸化されているのか」という疑問を抱きました。そこで、自分の体で酸化の度合いを調べてみることにしたのです。

酸化の程度を簡便に調べるには尿検査が手っ取り早いと考えた私は、自分の尿の酸化還元電位ＯＲＰ(Oxidation Reduction Potential)をテスターで測ってみました。ＯＲＰは物質の酸化力・還元力の強弱を数値化したもので、数値が高ければ酸化力が強く、低ければ還元力が強いことを示します。

また、酸素濃度を示す溶存酸素量(ＤＯ)、酸性・アルカリ性の度合いを示す水素イオン指数(ｐＨ)も併せて測定しました。溶存酸素量は水質の汚濁状況を測る代表的な指標でもあり、この値が高ければ、それだけ酸素を多く吸い込んで、体が酸化されていることになるからです。

まず、体調が良好だと感じる日の数値を測りました。次に体調不良日の例として、二日酔いや徹夜明けの日、運動しすぎてクタクタになった日など、酸化の程度を予測しながら生活に変化をつけて計測を続けました。

その結果、酸化度の違いは見事なほど歴然としていました。動くのがつらい、仕事をするのがきついなど、体調不良をはっきり自覚できる日は、明らかに強い酸化を示す数値が並んだのです。つまり、体調が悪い日の体は酸化された状態にあり、逆に体調が良好なときは還元された状態にあることが、身をもって確認できたのです。

つまり、人体は酷使されたり、夜更かしや過度のアルコール摂取など、ダメージを生じるような生活をすれば確実に酸化する。言い換えれば、酸化してサビついた状態は不健康な状態であり、こうした状態から脱するためには、還元力のある物質を与えて体のサビをとってやればいい。もっといえば、還元力のある物質をつねに補給して体をサビつかないようにしてやればいいはずです

もちろん、酸化の程度のみで、すべての健康状態を測れるものではありません。しかし「疲れて体が重い」「二日酔いで気分が悪い」「寝不足で頭が痛い」といった明らかな肉体の感覚と、「酸化の度合い」という化学的な計測結果がダイレクトに結びついていることがわかったのは、きわめて重要でした。「酸化と還元」をベースとしたこの指標を糸口に、人体の「老化・若返り」「病気・健康」という大事な問題に直接切り込めると感じたからです。ひとりぼっちの大海原で、頼りになる一枚の海路図を手にした気持ちでした。

食品の還元力と酸化力

江戸時代の本草学者で『養生訓』で知られる貝原益軒は、「禍は口より出て、病は口より入る」と、含蓄に富んだ言葉を残しています。確かに口は禍のもとであり、食物の取り入れ口です。つまり、私たちが日々摂取する食物そのものが、体を酸化するものなのか、それとも還元するものなのかということも、健康を大きく左右するに違いありません。

そこで私は毎日の食卓に並ぶさまざまな食品を手始めに、手に入るあらゆる食品の「酸化還元電位」を測ってみました。「酸化還元電位」とは、酸化力と還元力の強さを測る物差しですが、肉・野菜・根菜・果実から味噌・醤油・塩などの調味料、牛乳・茶・酒・清涼飲料水・水道水など、とにかく日常的に口に入れる可能性があるものを、手当たり次第にテスターにかけてみたのです。

その結果、自然食品の中にも酸化力の高いものはありましたが、ある種の清涼飲料水、滋養強壮ドリンク剤などはおしなべて高い酸化指数を示しました。また、市販のかぜ薬などの薬品類もすべて酸化力が高く、東京都の水道水の酸化指数がきわめて高いことにも啞然としました。

薬品類はもちろん、清涼飲料水やドリンク類は合成化学物質の産物。東京都の水道水には消毒薬をはじめ、さまざまな化学薬品が混入されています。また同じような食品を比較すると、インスタント食品やレトルト食品など化学調味料や合成添加物を含んだもののほうが、明らかに酸化力が強いこともわかりました。

一方、とれたての野菜類は全般的に高い還元力を持っていますが、リンゴやナシなどの果実類の中には、酸化力が強いものが多くありました。また新鮮な魚介類は還元力が強く、肉類についても一般的な部位よりも、レバーなどの内臓類がより強い還元力を示しました。このときに得られたデータは一九九四年、『長生き食品・早死に食品』(プレジデント社)として刊行しましたが、私はこの段階で、酸化を防止するレベルの還元力こそが、体によい作用をもたらすという確信を得ることができたのです。

また、この実験を通して、私たちは酸化力・還元力の強弱に頓着することなく、清濁併せ呑むようにさまざまな食品を摂取していることに気づきました。酸化力の強い食品ばかり食べていれば、知らないうちに体をサビつかせてしまう。ならばなるべく還元力の高いものを食べたほうがいいとわかっていても、体力を維持し活動エネルギーを作るためには、栄養価の高い食品も食べざるを得ない――たとえ、それが酸化力の強い食品だとわかっていても――これが現代人の食のジレンマなのです。

化学物質についても簡単には拒否できないのが実態です。手軽に食べられて保存もできるインスタント食品やレトルト食品は、もはや日常生活の常備品となっています。保存料や着色剤などの化学物質が体によくないことはわかっていても、添加物の入っていない食品を探すほうが難しい。とれたての野菜や新鮮な魚介類などを中心とした食生活が理想ではあるけれども、誰もがそんな暮らしを実現できるはずはありません。

味噌・醤油などの調味料にも添加物は使われているし、外食の食材にどんな化学物質が混入しているか、いちいち確かめることは不可能です。まして、何かを口に入れるたびにそんなこ

主な食品類の酸化力と還元力

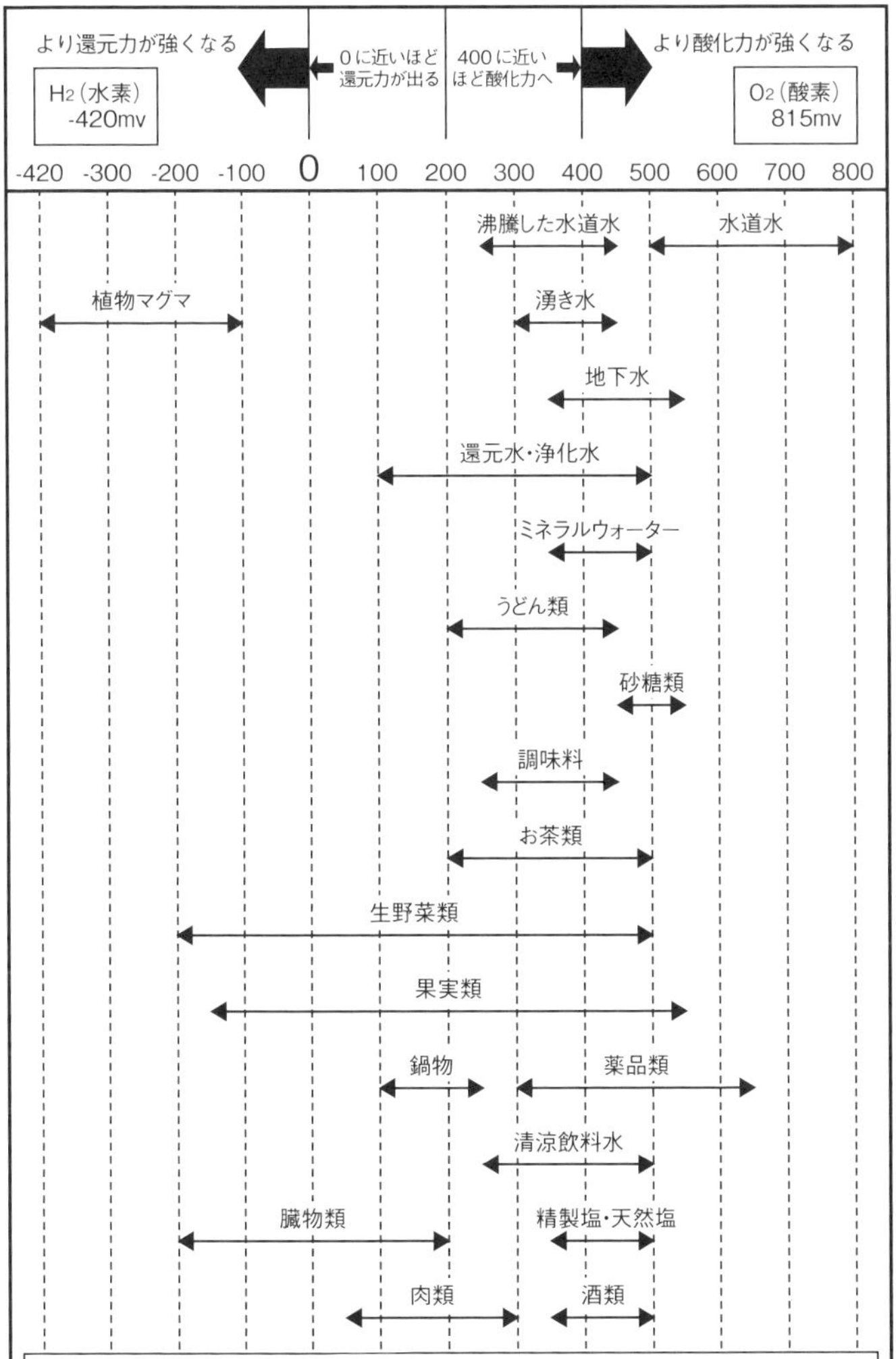

この図表に用いた酸化還元電位の数値は、テスターの実測値ではなく、銀／塩化銀電極測定した実測値を基準水素電極数値に修正したものを用いています。

とを気にしていたら、体よりも先に精神が病んでしまいます。

となると、現代社会の酸化力に満ちた食のシステムを容認した上で、体の酸化を防ぎ、サビを落とす還元物質を一日も早く開発・製造しなければならない。こうして私の進むべき進路が徐々に見えてきました。

決意

自分の体を使った酸化レベルの測定や食品の酸化還元電位の測定は、私たちは化学物質に取り囲まれていて、化学物質が体内に入り込むことはもはや防ぎようがないという現実を、私自身が再認識する大きな契機となりました。

だとしたら、残された答えはたったひとつ——化学物質や活性酸素の有害作用を除去し、体のサビを取り除くことのできる還元物質の開発・製造——これしかないのではないか。

改めて化学物質の本質を考えてみると、こうした合成化学物質は人間が人為的に作り出したもので、自然界には存在しない代物です。

しかも、酸化還元電位を測った結果、化学物質を使った食品は、軒並み強い酸化力を示すことがわかってきました。その一方、高い還元力を持つ食材をピックアップしてみると、野菜や魚介類では自然に近い状態にあるもの、肉類であれば新鮮な生の内臓などだということがわかりました。つまり、酸化力は人為的。還元力は自然や生もの。このあたりに糸口があるような気がしてきました。

そこで私は人間の手が及んでいない、深いジャングルや広大なサバンナを想像してみました。野生の草食動物は、さして栄養もなさそうな草ばかり食べているはずなのに、何の支障もなく活動しています。その草食動物を捕食しているライオンやチーターは、まず捕らえた獲物の内臓部分にかぶりつきます。つまり、彼らは還元力の高い食物や部位を本能的に知っていると考えられます。

ここからひとつの結論が導き出されました。言葉にすると当然すぎるようですが、「自然の中にこそ生命の本質がある」ということです。合成化学物質を人工の極致とすれば、その対極にある野生の自然、できれば人の手が触れたことがない「純粋自然」の中で生育する生物にこそ、私が求めているものがあるのではないかということです。

しかしそこから先は五里霧中。

そもそも現在の日本に「純粋」と呼ぶに値する自然が残っているものでしょうか。

作物であれ、肉であれ、魚介類であれ、私たちが日常食べている食材のほとんどは、人為的に栽培され、肥育され、養殖されたもので、肥料・農薬・飼料・消毒殺菌剤・抗生物質などが、何らかのかたちで使われています。つまり、化学物質が名前を変え、かたちを変えて含まれているものばかりなのです。

見た目は荒れ果てた原野のような森林や草原でも、大気汚染や黄砂、酸性雨や土壌汚染・河川汚染などの影響が及んでいるかもしれません。野生の自然――純粋な自然――はどこにあるのだろうか。しかし、ここで立ち止まっては、元毒物屋でもある毒消し屋の名折れです。

野生の自然の中にこそ化学物質に侵された私たちの体内を浄化し、活性酸素を無毒化し、生命エネルギーを活性化させる究極の還元物質がある――それを信じていた私は、大自然の懐に飛び込むことにしました。澄んだ空気と青い空、深い緑と草いきれに、忘れていた童心を取り戻し、山や沢、野原、海岸を無心になって歩き回ったのです。

どこへというあてはありませんでしたが、毒消し屋として生きる決意を固めたこの旅こそ、私の人生において、真の意味での新たな旅立ちとなりました。

第4章

ミネラルバランスと野生の「還元力」

還元力を解くカギはミネラル

還元物質を探し求めて放浪する旅の中で、私は自然の底力を実感しました。そして私が求める「還元物質」は「野生」の中にあると確信し彷徨するなかで、だんだんはっきりしてきたことがありました。ミネラルです。ミネラル成分に着目するようになったのです。

ミネラルとは、鉱物に由来してつけられた名称で、学問的には「鉱物質」と訳されていますが、一般には「無機質」ともいわれ、糖質・脂質・タンパク質・ビタミンと並ぶ五大栄養素のひとつです。動植物を構成する主要元素である炭素・水素・酸素・窒素以外のもので、生体にとって欠かせない元素とされています。

ミネラルは、生体の栄養源などの消化・吸収・代謝・排泄などにかかわっているのはもちろん、あらゆる活動に影響を与えており、とても大事な役割を果たしています。生体は、膨大な数の細胞中の体液を一定の濃度を保ちながら正常な生体反応をし、その濃度差を使って「情報活動」を行なっています。その体液に溶解しているミネラルが、微量ながら、その調節の役割も受け持っているのです。体細胞の命運を左右する「司令塔」とも「キーマン」ともいわれるゆえんです。

厚生労働省では食品栄養表示基準として、亜鉛・カリウム・カルシウム・クロム・セレン・

土壌、海洋、植物、人体における元素の分布

土　壌		海　洋		植　物		人　体	
酸素	49.0%	酸素	85.9%	酸素	70.0%	酸素	61.0%
ケイ素	33.0%	水素	10.7%	炭素	18.0%	炭素	23.0%
アルミニウム	7.1%	塩素	1.9%	水素	10.5%	水素	10.0%
鉄	4.0%	ナトリウム	1.1%	カルシウム	0.5%	チッ素	2.6%
炭素	2.0%	マグネシウム	0.12%	カリウム	0.3%	カルシウム	1.4%
カルシウム	1.5%	イオウ	0.09%	チッ素	0.3%	リン	1.0%
カリウム	1.4%	カルシウム	0.04%	ケイ素	0.2%	カリウム	0.2%
ナトリウム	0.5%	カリウム	0.04%	リン	0.07%	イオウ	0.2%
マグネシウム	0.5%			イオウ	0.05%	ナトリウム	0.14%
チタン	0.5%			マグネシウム	0.04%	塩素	0.12%
チッ素	0.2%			ナトリウム	0.02%	ケイ素	0.03%
マンガン	0.1%			塩素	0.02%	マグネシウム	0.03%
リン	0.08%			鉄	0.01%		
イオウ	0.07%			アルミニウム	0.005%		

木村修一・左右田健次編『微量元素と生体』、木村優『微量元素の世界』により作成

鉄・銅・ナトリウム・マグネシウム・マンガン・ヨウ素・リンの一二種類をミネラルに指定しています。しかし自然界にはこのほかにも、イオウ、フッ素、ケイ素、塩素、モリブデン、コバルトなど、一〇〇種類ものミネラルが存在し、それぞれが微量ではあっても生体の生命活動の維持に役立っています。

こうしてミネラルについて調べ始めた私の目は、木村修一・左右田健次氏が『微量元素と生体』(秀潤社)の中で紹介されたあるデータ(上図)に釘付けになりました。

このデータは、無生物である土壌、海水と、生物である野生植物、人体を構成する元素の分布を示したものですが、土壌に多く含まれる元素と、植物や人体に分布している元素の違いに注目してください。土壌には酸素とケイ素が圧

倒的に多く、次いでアルミニウムとなっています。植物と人体は酸素、水素、炭素、窒素が九五パーセント以上を占め、残りの数パーセントがいわゆるミネラルですが、そのミネラルの分布は、共通してカルシウムが最も多くなっています。

もうひとつ注目すべき点があります。植物は大地に根を張って栄養分を吸い上げているわけですが、大地にはケイ素とアルミニウムが圧倒的に多いのに対し、植物に分布するミネラルは、大地に少ないカルシウムが最も多くなっています。大地と野生植物は、ミネラルバランスが共通しているわけではないのです。

つまり植物は、大地が蓄えている成分をそのまま取り込むのではなく、自分に必要な元素を、必要なだけ取り込んでいるのです。そしてそれらの植物を主食としている人間のミネラルバランスも、植物の影響を強く受けていることが類推されます。

一方、栽培植物のミネラルバランスを分析したところ、ここに示されているバランスとまったく異なり、ケイ素と、化学肥料に含まれるカリウムとリンの比率がきわめて大きくなっています。これについては後段で詳しく述べることにします。

動物は植物を食べて栄養とし、植物は食べられることで、動物を介して種を広く大地に行き渡らせるという共生関係にあります。つまり、地球上の栄養の基本は植物であり、動物はあくまで植物に依存していると考えていいでしょう。食の源泉は植物なのです。

口がおごり、栄養摂取という本来の目的から外れ、やたらに甘いものやこってりしたものを好むようになった現代人は、栄養のバランスなどおかまいなしに、自分たちの嗜好のおもむくままに食べています。それが人体の微妙なミネラルバランスを崩し、その上に化学物質による汚染がさらに拍車をかけているに違いありません。

化学物質との共生に慣れ、野生と隔絶してしまった人間がもう一度野生の生命力を取り戻すには植物の力、なかでも植物に蓄えられているミネラルの力に頼るしかないのではないか——そんなイメージが天啓のようにひらめきました。

そこで私はまず、野生の植物を集めることから始めたのです。

大切なのはミネラルバランス

「野生の植物」——しかし、それはいったいどこにあるのでしょう。この日本で一度も人間の手の入っていない、農薬や排気ガスで汚染されていない土地などあるのか、私はあちこち歩き回って途方に暮れました。

一見、見捨てられた原生林のようでも実は持ち主がいたり、国や自治体の管理地だったりして、ある程度の手入れがなされていたりするのです。そうした場所で、無断で植物を採取し、持ち出すわけにもいきません。山の持ち主にかけあったり、森林組合や市役所を訪ねたりして、ともかくできるだけ人里離れた山奥で、クズ、ヨモギ、イタドリ、ドクダミ、スギナ、ノゼリなどの野草や、マツ、スギ、ヒバ、イチョウなどの樹木の葉、シダ類、タケ、クマザサ、水苔類など、手に入るものをできるかぎり集めてみました。

そうして採取した野草や樹木の葉などに含まれる主要なミネラル分布と、ORP値（酸化還元電位）を測定してみました。ORP値が高いほど還元力は高いのですが、ある程度高い数値を示したものもあったとはいえ、だいたいがマイナス一〇〇～マイナス二〇〇mv程度でした。期待したほどの高い数値ではありません。ミネラル分布も、カルシウム、カリウムが圧倒的に多く、ナトリウム、マグネシウム、塩素などが続き、一般的な化学の教科書のデータとほぼ同じでした。

なぜこんな手間のかかることをしたかというと、この段階で私は、厚生労働省が提示している「理想のミネラルバランス」を保ちながら、高い還元力も併せ持つ野生植物がどこかにあるだろうと思っていたのです。それを探して採取すればいい——そう目論んでいました。

ところがそんな都合のいい野生植物など存在しません。考えてみればこれは当然です。植物は自分に必要な元素を選択的に大地から吸収しているだけで、人間の体のことなどおかまいなしです。自己中心的に自然を見ていた自分の愚かさを思い知らされました。

そこでもう一度、植物と人体におけるミネラルのバランス分布を見直してみました。量の多少が似ているだけであって、けっして同じではありません。つまり、大事なのは植物が持っているミネラルの量ではなく、総体的なミネラルバランスだとひらめいたのです。それこそが現代人にとって理想とすべきものだと直感しました。

何の規則性にもとらわれない、一見雑多なミネラルを、野生植物は必要に応じて吸収して強い生命力を維持しています。だとすれば、私もまた希望的観測や作為を捨て、さまざまな野生植物の絶妙なミネラルバランスをそのまま取り出す方法を考えればいい。この基本的な考え方に、この段階でたどり着けたことは幸運でした。

カルシウムは骨を作るとか、マグネシウムはカルシウムと一緒に摂取したほうがいいとか、セレンが活性酸素から体を守るとか、それぞれの単位元素の生体への作用などをいちいち気にする必要はないのです。絶妙な比率を保持している野生植物のミネラルバランスをそっくりそのまま取り込めばいい。それは、カルシウム、カリウム、塩素、ケイ素をはじめ、ナトリウム、マグネシウム、リン、イオウなどの地球上に存在するミネラルすべてを必要なバランスで取り込むということです。

これこそが野生のたくましい生命エネルギーの源泉であり、それを丸ごと取り込むことが現代人の健康にとって最良の手段となるに違いない――この考え方が、後に植物マグマを生み出す原点となったのです。

山陰で野生植物集めに奔走

野生の植物のミネラルバランスの秘めた力に目をつけたからには、次にやるべきは野生植物の収集です。植物が含んでいるミネラルを抽出し、人体の根本的な部分に働きかける物質、すなわち「生物還元物質」を作るためには、膨大な量の野生植物が必要になるはずです。いったいどのくらいの野生植物が必要になるのか、この段階では見当もつきませんでした。しかし、生半可なことでは済むまいという予測はつきました。

私はそれまであちこちを歩き回った記憶をたどり、活動の拠点を遠い山陰の地に定めました。山陰地方は山と里とが比較的近く、しかも手つかずの自然がたくさん残っており、理想的な採取地だと思えたのです。また、過疎化、高齢化も著しく、多くの山で手入れをする人がいなくなり、ほったらかしにされています。その点も私には幸いでした。

「毒物屋」の看板を「毒消し屋」に掛け替えて、どのくらいの月日が経っていたでしょうか。この頃になると、私の考えに賛同してくれる人も現われ、仲間もできました。

それからというもの、連日山野を駆けめぐり、野生植物の採取に没頭しました。採取後の運搬の便宜を考え、人里から遠く離れた場所は候補から外しましたが、手入れのされていない竹林や雑木林は、足を踏み入れるだけでも難儀ですが、とってもとってもとりつくせないほどの

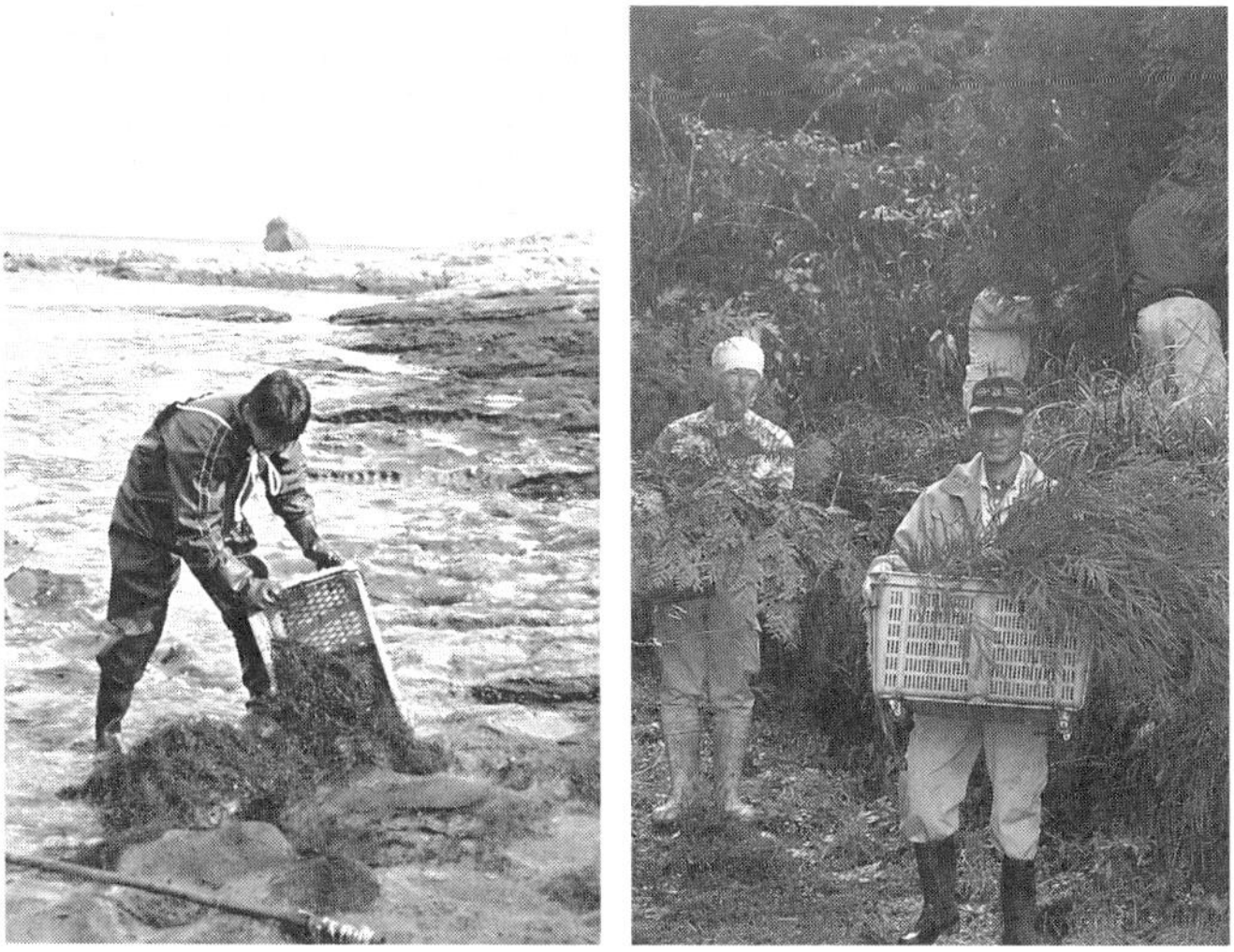

野生植物の採取

野草の宝庫です。

だからといって、根こそぎさらうようなことはできません。来年も、再来年も、継続して採取させてもらうためには、根絶やしにするような採取は御法度です。なかには葉や茎だけでなく、根が必要だと思うものもありましたが、その場合も必要最小限だけを採取し、とりすぎることのないよう注意を払いました。

樹木葉もできるだけ、枝打ちしたものや間引きしたものを採取しました。山奥の汚染されていないところでなら落ち葉でも十分なのです。ただし植物としての鮮度や汚染度には十分気をつけ、あぜ道や道路脇に生えていたものなどは除外しました。

こうして集めた野生植物を袋に詰め、ふも

との林道にとめた運搬用の軽トラックまで運び出すのですが、これがまた大変な作業です。たかが雑草や樹木葉でも、水分を含んでいるために存外に重く、道なき道をよいしょよいしょと踏ん張りながら下らなければなりません。それを毎日、何十回となくくり返しました。そして製造工場に運び込み、よく洗浄して乾燥させ、ようやくミネラル成分の抽出作業にとりかかることができるのです。しかし、軽トラックに山と積まれた野生植物からとれるミネラル成分はほんのひと握りでした。

山の次は海——そう思って日本海に足を運び、荒波に打たれた岩場で海藻類を採取する計画を立てました。ところがコンブやワカメはもちろん、アラメやホンダワラといった海藻類は勝手に採取することが禁じられています。アラメ(瀬戸内海や九州の沿岸に生育する海草)はアワビやサザエのエサになるだけでなく、人間の食用としても重用されているし、ホンダワラ(食用や肥料に使用される海藻)にはモズクが着生するので、漁業権がなければとることができません。仮に漁業権を取得しても、大量にとることは控えてほしいとのことで、漁業組合の人から教えられるまで、そんな初歩的なことさえ知らなかったのです。

そこで私たちは趣旨を説明し、地元の漁師さんたちに海藻類の採取を依頼することにしたところ、快く引き受けてくれました。こうして、来る日も来る日も、大自然に育まれた野生の植物を採取する作業が続きました。

生物ミネラルの誕生

数え切れないほど集めた野生植物の中から、私が最終的に選択したのは、クズ・イタドリ・ヨモギ・ドクダミ・カヤ・スギナ・タケ・ウド・ギシギシ・マコモ・マツ・スギ・ヒノキ・イチョウ・クヌギ・カキなどの野草や樹木葉、それにコンブ・ワカメ・アラメ・ヒジキ・カジメ・ホンダワラなどの海藻類です。野生であればとくに種類にこだわることはないと思いましたが、やはり繁殖力の旺盛なもの、さらに陸と海の植物をバランスよく選んだほうがいいと考えて、こういうラインナップになりました。

ところで野生植物の中には、人間に有害な成分を含んでいるものがあり、毒性の強さでよく知られているもののひとつにトリカブトがあります。根に含まれる「アコニチン」は数十分で人間を死に至らせるほど強力です。毒性は根だけでなく葉・茎にも含まれており、セリ・ゲンノショウコ・ヨモギなどとよく似ているため、誤って摘み取って口に入れ、中毒症状を起こす事故がときどきあります。

トリカブトは漢方薬の原料として強心剤や鎮痛剤に使われてもいますが、もちろんそのままではなく加熱によって弱毒化されています。トリカブトにかぎらず、植物が持つ毒性の多くは酸素・炭素・水素・窒素からなる有機成分にあり、その結合を壊してしまえば毒性は消失してしまいます。そのためのもっとも簡便で効果的な方法が、加熱処理です。

多種多様な野生植物をいっしょくたに扱う以上、想定外の成分が反応して、生体を損なう作用を生じるかもしれません。単体でどんなに栄養価が高く、人体に有用なものでも、未知の成分と混じり合うことで、思いもよらない変化を起こしかねません。それは長年にわたる化学物質の毒性研究から得た貴重な教訓でした。

そこで私は、苦労して集めたそれら野生植物を、高温で加熱処理して、ミネラルを抽出しようと考えたのです。

膨大な量の野生植物を焼き、ほんのわずかだけ得られたミネラル分――これこそ、私が夢にまで見た天然自然のミネラルで、無作為のミネラルバランスから成り、おそらく強力な還元力を持っているはずです。

私はついに手にしたこの生物還元物質を、ひとまず「生物ミネラル」と命名しました。

ようやくできあがった生物ミネラルは、口に入れると独特の苦みがする粉末です。しかし、このわずかな粉末を作るために、想像を絶するほどの量の野生植物が使われています。

私の理論が正しければ、この粉末に含まれるミネラルは強力な還元作用を持ち、酸化で弱りきった体に電子を供給し、還元してくれるはずです。人体のシワを伸ばし、細胞の活力をよみがえらせ、免疫力も高めてくれるはずです。

毒物屋から毒消し屋への転身――口でいうのは簡単ですが、その決意をようやく形にして世の中に示すことができた第一歩です。その感激はとても言葉では言い表せないほど大きいものでした。

生物ミネラルを究める

私がようやく完成した生物ミネラルの効果を確かめたいと考えていたところ、多くの人が手をあげてくれました。環境物質を求めて全国各地を放浪しながら自分の夢を語っていくと、少しずつサポーターが増えていったのです。ほとんどが病気に苦しんでいる人やそのご家族で、現代医学の限界を感じていた人たちでした。その結果、ガンの進行が食い止められたようだ、アトピーの症状が改善されたようだなど、さまざまな反響がありました。私はその効果を検証する一方、さらに効果的な生物ミネラルを求めて試行錯誤をくり返しました。

私がたどり着いたのは、約三〇種類の野生生物のミネラルから得たもので、これがいわば最初の総合生物ミネラルでした。そしてその後の研究で、人間の体液に近いミネラルバランスを持つ水溶性の生物ミネラルを得ることができました。

私はこれらをいろいろな症状を持つ人に摂取してもらい、膨大なデータを蓄積していきました。その結果を踏まえ、既存の生物ミネラルをブレンドし、さらに必要と思われるミネラル素材を加え、ようやく一九九六(平成八)年、満足のいく「生物ミネラル」が完成しました。

私が目指したのは安全で無毒な「生物還元物質」であり、ある特定の病気を根絶する治療薬ではありません。酸化した体、あるいは酸化しやすくなっている体に、力強い還元力を取り戻す——つまり、化学物質による毒を消し、病気にならない、病気に負けない体を手に入れるためのものです。その実際については、前著『自分の体は自分で治せる』(風雲舎)で詳しく報告させていただきましたが、ここでは後の植物マグマにも受け継がれる生物ミネラルの特徴について、簡単に紹介しておきます。

生物ミネラルのメリット

①進行ガン抑制効果
岡山のすばるクリニック(http://www.subaru-clinic.jp/)の伊丹仁朗医師の協力を得て、末期ガン患者二〇名に、生物ミネラルを摂取してもらう臨床治験を行ないました。一年経過した後も元気で生存している人が半数以上いるという臨床データが得られ、生物ミネラルがガンの制圧に一定の影響力があることがわかりました。

②疲労抑制効果

鹿屋体育大学の塩川勝行助手と大阪大学の大平充宣教授との合同研究として、鹿屋体育大学のサッカー部員に協力してもらい、生物ミネラルの摂取前と一定期間の摂取中・摂取中止後のそれぞれについて、血液検査、血清生化学検査、尿検査を行ないました。被験者の自覚症状としても、生物ミネラルの摂取中は疲労を感じにくいという感想が多数ありましたが、生化学検査でも、疲労によって増加するはずの尿酸、CPK(クレアチンフォスフォキナーゼ)、クレアチニン、LDH(乳酸脱水素酵素)、乳酸などの数値が、生物ミネラル摂取中は、摂取していない期間に比べて低いことがわかりました。

③余剰成分の排出効果

サッカー部員による治験では、生物ミネラル摂取中は、血糖値と中性脂肪値の増加も確認されました。これは、体内に余分に蓄積されていた糖分や中性脂肪が、生物ミネラルによって血液中に追い出されたことを示すものです。糖分や脂肪分は運動時のエネルギー源になるものですから、それが速やかに血液中に溶出してくるということは、エネルギー変換効率が上がっていることを意味します。

一般に、激しいスポーツは体を酸化させるため、過剰な運動を続けると体内に酸化物質がたまっていきます。筋肉が大量の酸素を消費するために、呼吸量や血流量が増え、フリーラジカルや活性酸素の発生量も増えて、体内で活性酸素が暴走しやすい状態になるからです。

ところが生物ミネラルの摂取中は、サッカーのような激しい運動をしても、ＣＰＫや乳酸などの疲労物質がたまりにくくなったのです。これは生物ミネラルが酸化を抑えると同時に還元させるため、運動しても過度の酸化が進まないことを示す結果です。それと同時に、クレアチニンや尿素窒素、尿酸など、体内の残留窒素量が減少することは、腎臓への負担が軽減することでもあります。

また、糖分や脂肪分を血液中に追い出すということは、体内の余分な栄養分を追い出すことです。したがって、糖尿病や高脂血症などに由来するメタボリックシンドロームの人々にとっても朗報であることがわかりました。それは同時に、肥満防止や手軽なダイエットの要望にも応え得るものです。

④殺菌・抗菌作用

水溶性生物ミネラルの三〜五パーセント濃度の溶液は、大腸菌やＭＲＳＡ、レジオネラ菌、白癬菌、サルモネラ菌、大腸菌Ｏ—１５７などに対して、有用な殺菌、抗菌効果を示すことが確認されました。こうした細菌類に対しては、普通は化学物質に由来する殺菌剤や抗菌剤が使用されますが、逆に、抗生物質が効かない耐性菌を誘発するという問題が生じています。その点、生物ミネラルは理想的な殺菌・抗菌剤になるものと考えられます。

⑤解毒作用（塩素系・臭素系化学物質）

化学物質でもっともやっかいな細胞毒性に関する検証も行なってみました。

殺菌剤・消毒剤として使われる亜塩素酸ナトリウムや、食品添加物として多用される臭素酸カリウムに生物ミネラルを加えて反応させると、一部が分解したり、あるいはイオン化して無毒化することがわかりました。また、水道水やプールの殺菌に使われる塩素消毒剤を混入した水に生物ミネラル水を加えると、塩素反応がみられなくなる。つまり、水に溶けた食塩のような状態になり、毒性がなくなることもわかりました。

また、これらの化学物質に培養細胞テストを行なってみると細胞毒性が生じますが、生物ミネラルを加えておくと、細胞毒性が生じにくくなります。これだけで断定はできませんが、生物ミネラルは臭素酸カリウムや亜塩素酸ナトリウムなどに直接的に働きかけ、毒性を弱める可能性があります。

⑥食味アップ効果

抵抗感のある酸化臭や極端な塩分を除去すると同時に、甘みや辛味が増し、その食材本来のおいしさを引き出します。パンや練り製品に使用すると、弾力性や柔軟性が増すこともわかりました。

こうして生物ミネラルの数々の特徴が明らかになってきました。私は自分の方向性が間違っていなかったことを確信しました。しかし、この程度で満足するわけにはいきません。私はさらに優れた「生物還元物質」を求めて、新たな模索を始めたのです。

「痛み」「かゆみ」への挑戦

生物ミネラルの評判は、私の予想以上でした。

人づてや口コミで仲間が増え、いろいろな場所に生物ミネラルをお届けして、その効能を試していただきました。

すると、「ガンの進行が遅くなった」「白血病から回復した」「アトピーが改善した」「視力がよくなった」というものから、なかには「弱っていたネコの毛ヅヤがよくなった」というものまで、さまざまな喜びの声がありました。また食品業界にも、生物ミネラルに関心を持つ人が現われ、こうして人の輪が広がりました。

このささやかな「成功」は、私を次のステップに駆り立てました。さらに強力な還元力が得られれば、もっと優れた結果を出せるのではないか――毒消し屋として認められたという小さな自信とともに、化学者としてある種の「欲」が湧いたのです。

私がとくにこだわったのは「痛み」でした。生物ミネラルはガンの進行を抑制したり、アトピーの症状の改善にはある程度有効だと思われましたが、末期ガンの苦痛やひどい歯痛、アトピーのかゆみに対しては、納得のいくものではなかったからです。

生物ミネラルの効果を喜んでくださる人と出会うなかで、病に苦しむ人間にとって、肉体的な痛みがもっともつらいということを切実に感じるようになっていました。「痛み」を克服できないかぎり、どれほど優れたサプリメントであっても不完全だと思えたのです。

しかも、服用したら瞬時に結果が出るものでなければならない――生物ミネラルはじんわりと効いてくる性質のものですが、肉体的な痛みは待ったなし。即効性のあるものでなければ、本当に有用だとはいえません。

還元力をさらに高めれば、耐えがたい激痛やかゆみにも対処できるのではないか。でも、いったいどうしたらいいのだろう……迷ったときほど原点に立ち戻ってみることが大切だと気づいた私は、「加熱処理」を思いついた初心に立ち戻り、さらに高い熱を加えてみることに思い至りました。

これまでの生物ミネラルの製法を簡潔にいえば、集めた野生植物や海藻を焼き、炭にします。さらに過熱して灰にします。その目的は、酸化の元となる酸素の除去です。それをさらに高温で焼き付け、熔融してマグマ状になるまで焼けば、完全に酸素が分離して、より還元力の高いミネラルだけが残るのではないか。地球の真ん中に存在するマグマこそ、植物の最終過熱処理ではないだろうか——そんな思いがかけめぐります。思い立ったらすぐに実行です。しかし、原材料を完全に熔融するためには一〇〇〇度以上の高温に加え、圧力や送風などの条件も重要です。しかし、なかなか思うような結果は得られませんでした。

後でわかったことですが、実は同じようなアイディアを思いついた人は過去にも何人もいたようです。しかし、誰ひとりとして成功しませんでした。つまり、非常にデリケートな条件がそろわないと、とても難しいのです。

これまで以上に試行錯誤の日々が続きました。失敗、また失敗の連続で、さすがの私も挫けそうになりました。しかしそのたびに、生物ミネラルを通じて知り合った患者さんや家族の、喜ぶ顔が目に浮かびました。

ある日、熔融をくり返していた炉を開けると、それまでにない臭いとともに、見たことのない物体が、高熱を発する炉の中で赤々と燃えていました。炉から取り出してみてようやく、赤く燃えている部分がドロドロのマグマ状になっていることに気づきました。これまでは何度やっても灰にしかならなかったのに、灰が液状化しているではありませんか。熔岩のようにドロドロ流れているのです。

それはまるで、自然の生命力が歓喜にあふれ、咆哮しているようでした。

植物マグマの誕生

私はしばらく、その赤い塊に見入っていました。そしてようやく、そのマグマが放つ独特の臭気の意味に気づいたのです。それは、まぎれもなくイオウ臭、ゆで卵のようなあの臭いでした。その瞬間、私は心の中で快哉を叫びました。

イオウは硫酸や亜硫酸のような酸化物ではほとんど臭いませんが、酸素が除去された状態になると、臭いを発するのです。つまり、この臭気はイオウから酸素が取れたということであり、それはそのマグマに含有される他のすべてのミネラル成分にも及んでいるだろうことを意味します。

酸素を徹底的に取り除きたいという私の目的はこうして達成されました。おそらく、出来上がったこの物質は生物ミネラルに比べて、はるかに強い還元力を発揮するはずです。まだドロドロに融けたままの未知の物体を前にして、私はこれこそ自分が求めていたものだと胸を熱くしました。

もとは植物の集合体でありながら、炎の中からマグマのように誕生した新たな「生物還元物質」――私はこれを「植物マグマ」と名付けました。

それまでの生物ミネラルの製法を超えて、さらに高い温度で熔融し、酸素を徹底的に取り除いたもの――それが植物マグマです。

植物マグマの製法を確立できたのは二〇〇五（平成一七）年のことでした。私は早速、生物ミネラルのときと同じように、この植物マグマを多くの人に提供し、その感想を集めました。予想どおり、というより予想以上の好評をいただきましたが、なかでも特徴的だったのは、生ものの鮮度保持に驚くべき効果があるということでした。

そして何よりも私を満足させたのは、痛みも克服できることでした。生物ミネラルではもうひとつだった痛みやかゆみに対して、対応できることが確認できたのです。しかも、即効性は驚くべきものでした。火傷《やけど》で火脹れした直後に塗ったところ、あっという間に元に戻ったという、まるでガマの油売りの口上のような話も耳にしました。

生物ミネラルが示した効力は、もちろん植物マグマにも保持されています。しかもその作用のすべてが確実にパワーアップしていることがわかりました。とうとう究極の生物還元物質を手に入れることができたのです。これで私も胸を張って「私は毒消し屋だ！」と言い切れる――私はそんな清々しい思いに包まれました。

生物由来の電子供与物質

自然界にはしばしば既知の理論では説明のつかないことが起こります。元素を加熱すると、ある一定以上の温度で溶けて蒸発します。その温度は沸点と呼ばれます。沸点は元素によってすべて違います。たとえば、塩素の沸点はマイナス三〇度で、人間が生活しうる温度帯ではすぐに気化してしまいます。ところが、塩素を含む野生植物を、たとえば一〇〇〇度で焼いた場合、組織は炭化・灰化します。このとき生物体に含有されている塩素も当然気化し、炭化・灰化した中には、塩素は残っていないはずだ――と誰もが考えます。しかし、実際は気化されずに残っているのです。現代化学ではこの現象は説明できません。

また同じミネラルでも、土や石、岩、海水などの無生物に含まれるミネラルと、生物の体内で活動している生命体のミネラルとは、生体内における活動力や生命力が決定的に違うのではないかと思われます。

同じように、ビタミンをはじめとする他の栄養素も、自然に由来するものと人工的に作られたものとでは、生体内における効果に大きな違いが生じるのではないでしょうか。人間はさまざまな技術を駆使し、ビタミンや各種酵素、ホルモンなどの合成に成功してきました。しかしそれは、生物の体内でじかに作られるビタミンや酵素、ホルモンとは似て非なるものかもしれません。データには表れませんが、机上の理論では説明ができない何か、プラスアルファの神秘的な部分が生命にはあると思います。いえ、だからこそ生命なのです。

植物マグマはこうした生物の特性を利用したものです。野生植物を高い温度で焼くと、有機体を構成する水素、炭素、窒素、酸素の多くが除去され、ただの灰となります。ところがこの灰には「生命情報のもと」とでもいうべき、ある一定の配合バランスを保ったミネラルがそのまま残ります。このミネラルに結合している酸素を還元して除去したもの――それが植物マグマです。

こうした視点から植物マグマの働きを考えてみた結果、植物マグマの本質は、野生植物のもつバランスとエネルギーの「情報」ではないか――私はそう考えるようになりました。細胞や細胞を構成する諸元素を最善の状態にリセットするには、自然界と同一の「情報」が体に充満し、支配していることがベストと考えられます。植物マグマには、摂取することで酸化に負けない体を作るという大きな役目もありますが、それだけでなく、化学物質を取り入れるしかなかった不規則な現代生活や暴飲暴食で変調をきたした生体の元素バランスを、本来あるべきバランスに戻す効用があるのではないか――そう考えられるのです。

人間は本来、自力で病気を防ぎ、健康な生活を送るために、自然治癒力や自己免疫力などの防衛機構の「プログラム」を持っています。化学物質の影響で、それらを有効に活用できなくなったために、人間は病気になったり体調不良に陥ったりしているとも考えられます。植物マグマに含まれる「生命のミネラル」には、その劣化した「プログラム」を再生する力があるのだと思います。

植物マグマは強力な還元力を内包していますが、それは見方を変えれば「電子を与える力」です。永田親義氏は著書『がんはなぜ生じるか――原因と発生のメカニズムを探る』(講談社)の中で、ガンは電子略奪病だと指摘しています。つまり、ガンは最強の「酸化病」です。

したがって、生体に電子を与える還元という現象は、これを上手く活用すれば、酸化を防ぎ、ガンをはじめとする数々の病気を予防する非常に有効な方法論になり得るのです。

植物マグマのような生物由来の電子は、乱れを生じた生体秩序に本来のあるべき姿を思い出させ、活力を取り戻す力を秘めているように思います。その意味では、植物マグマには無限の応用範囲があり、今後も新しい活用法が次々と見つかっていくことでしょう。

変色しないリンゴと植物マグマ

リンゴが酸化して茶色くなる――そのいちばんの問題は、変色したリンゴはもう元には戻らないということです。リンゴは空気に触れるだけで容易に酸化されてしまうのに、その逆は自然界には起こりません。

生活の知恵として、リンゴを薄い塩水に浸けたりレモン汁をかけたりすると、変色を防ぐことが知られています。リンゴが変色するのは、リンゴに含まれるポリフェノールが空気と触れると、酸化酵素(ポリフェノールオキシターゼ＝ＰＰＯ)が働いて酸化するからですが、食塩水に浸けると、食塩に含まれるナトリウムイオンがリンゴのポリフェノールの周りにバリヤーを作り、酸化酵素の影響を弱める抗酸化剤として働きます。

また、レモンに含まれているビタミンＣは、リンゴのポリフェノールよりも先に酸化酵素と反応してリンゴの変色を食い止めます。ところがいったん変色したリンゴは、塩水に浸けても、レモン汁を振りかけても、もう元に戻りません。

しかし私が生み出した「植物マグマ」の溶液を、すり下ろして褐色になったリンゴにふりかけて数分置くと、ほぼおろしたてのような色にまで戻ります。酸化したリンゴが還元されるのです。酸化したものを元に戻す――この還元力が「植物マグマ」の最大の特徴です。

ところで、青森県では「あおり27号」という果肉が変色しないリンゴの新品種の研究が進められています。一九八三年に、甘みと香りの強い新品種を作ろうとして作られた交配新種ですが、糖度や酸度を測定する過程で、切ったりおろしたりして放置しても、ほとんど変色しないことがわかってきました。このため、カットフルーツやサラダやジュース用としての需要が期待されています。なぜ色が変わりにくいのか、その原因はまだ解明されていませんが、「あおり27号」は、リンゴのポリフェノールを酸化させる酸化酵素の働きが弱いようです。

私たちの体もこの新しいリンゴのように、体の酸化を抑える酵素、活性酸素を無毒化する酵素を持っていますが、強烈な酸化社会を生き抜くためには、それだけでは足りません。それを補うのが私たちの体内から活性酸素を消し去る「還元力」であり、容易にそれを実現するための手段が「植物マグマ」なのです。

理想的な毒消し

人間はこの一〇〇年足らずの間に、化学物質という自然界に存在しないものを大量生産し、それによってもたらされる快適さや利便性を享受してきました。しかしその一方で、化学物質に由来する害毒を放置し続け、わずか半世紀も経たないうちに、その弊害が顕在し始めました。
自然由来のものと化学物質――その根本的な違いは、多様性と均一性にあります。化学物質はある特定の目的のために生み出されたもので、同じものをいくらでも作れるかわりに、利用目的は画一的、限定的です。平たくいえば応用がききません。それに対して自然由来のものは実に多様です。たとえば木は、建材になり、家具材になり、器にもなれば、燃料にもパルプにも紙にもなる。見て楽しむこともできるし、果物を得る手段にもなるのです。

これほど異質なものが共存していること自体、どう考えてもアンバランスです。ただ、それが気にならないほど、化学物質が増えてしまったのです。

しかし化学物質の害毒は人間が考えていた以上に深刻で、生命と生命環境である地球そのものを痛めつけており、このままでは地球が本来持っている自浄能力を超えた異変を招きかねないという危惧が八〇年代から急激に高まりました。

そうした懸念を裏づけるかのように、地球温暖化や異常気象、オゾン層の破壊、海面上昇、内陸の砂漠化など、これまで考えられなかったほど大規模な異変が世界中で頻発し、人類は、かつて経験したことのない深刻な脅威にさらされています。

私たちは化学物質が直接人間に作用し、破壊する恐ろしさをいくつも経験してきました。水俣病やイタイイタイ病をはじめとする悲惨な公害病、サリドマイド、ＰＣＢなどによる薬害、動物の奇形が警鐘のきっかけとなった環境ホルモン騒動などです。しかし、現代生活を根底から支えている化学物質と決別することはもはやできません。私は基本的には「化学物質は廃絶すべし」と考えています。しかし現実問題として、これだけ化学物質に囲まれた生活を送っている以上、すべてを拒否するのはきわめて困難です。

とりあえずできることは、日々の生活から可能なかぎり化学物質を排除し、その毒性から身を守ることぐらいでしょう。それと同時に、どんなに避けようと努力しても、なお体内に入り込んでくる化学物質の有害作用を解毒し、無害化し、それでも蓄積された害毒を排除する手立てを講じることが重要だと思います。

そのために必要なのが、誰でも手軽に化学物質の毒を消せる物質です。それこそが私が追い求め、ついに手にした究極の「野生還元力」、植物マグマです。この理想の毒消しを世の中に広めることが、毒消し屋たる私の次なるミッションとなったのです。

◆コラム4　もっと野生を食べよう◆

旬の野生植物を食べるのは都会ではかなりむずかしくなっています。でもちょっと頑張れば、手に入るものも少なくありません。

とくに春は山菜の旬で、タケノコ、ワラビ、フキ、タラノメ、ウド、フキノトウなどが出回ります。なかには栽培物もありますが、ときにはハイキングがてら、春は山菜摘みに、秋はキノコ狩りや木の実拾いに足を伸ばしてみてはいかがでしょう。

山々にはサンショ、ノカンゾウ、ヤマイモ、ムカゴ、ユリノネ、タキミズナ、オオバギボウシ、ヨモギ、イタドリなど、食べられる野草はたくさんあります。ただし、素人判断では危険な植物もあるので、できれば野草に精通している地元の人と一緒に行くことをおすすめします。

せっかくとった自然の恵みも、そのまま食べられるのはほんの一時期だけ。できれば保存して一年中食べられるようにしたいものです。最も簡単な方法は冷凍保存です。他の方法は乾燥させ、粉末にすることです。野草だけでは食べにくいものもありますが、小麦粉や米粉に混ぜてパンやうどん、お好み焼きにしたり、あるいはお茶にするのもいいでしょう。

そして、野生を食べる場合にいちばんのおすすめは海藻類です。比較的簡単に手に入る上に、海に囲まれた日本では、コンブ、ワカメ、ヒジキをはじめ、種類も豊富。保存食としてもお馴染みです。また、福岡の郷土料理の「おきうと」は海藻を煮つめて固めただけのシンプルなものですが、野生を丸ごと食べられる優れた加工食品です。もちろん、還元力も期待できます。

寒天、テングサ、クズなども野生の恵み。このように、昔から伝えられている食材の中にはたくさん野生のものがあります。ご先祖様の食事をもう一度見直したいものです。

第5章

植物マグマのパワー

驚異の還元力

私は「植物マグマ」をより多くの人に安心して使っていただくために、その効能の源泉をさらに詳しく調べることにしました。

植物マグマはミネラル、すなわち生物無機元素の集合体です。そこでまず、ミネラルバランスの分析を行ないました。というのも、私がこの生物還元物質で重視しているのは、個々のミネラルがどのくらい含まれているかではなく、「どれほど自然に近いミネラルバランスを保持しているか」だからです。

分析で得られたデータを、前出の木村修一・左右田健次編『微量元素と生体』(秀潤社)と木村優『微量元素の世界』(裳華房)所収の、植物に含まれるミネラルバランスのデータと比較してみました。大地に存在するミネラルは圧倒的にケイ素が多く、次いでアルミニウムですが、野生植物は大地とは異なるミネラルバランスを持っています。これは野生植物が自分に必要なミネラルを選択的に吸収しているという証明であり、それが野生植物の旺盛な生命力の原点だと考えられます。

比較するポイントは、野生植物にもっとも多く含まれているミネラルはカルシウムで、これにカリウム、ケイ素、リン、マグネシウム、さらに塩素、ナトリウム、鉄が続きますが、植物

植物と植物マグマのミネラルバランス比較

（カルシウムを1.0とした場合）

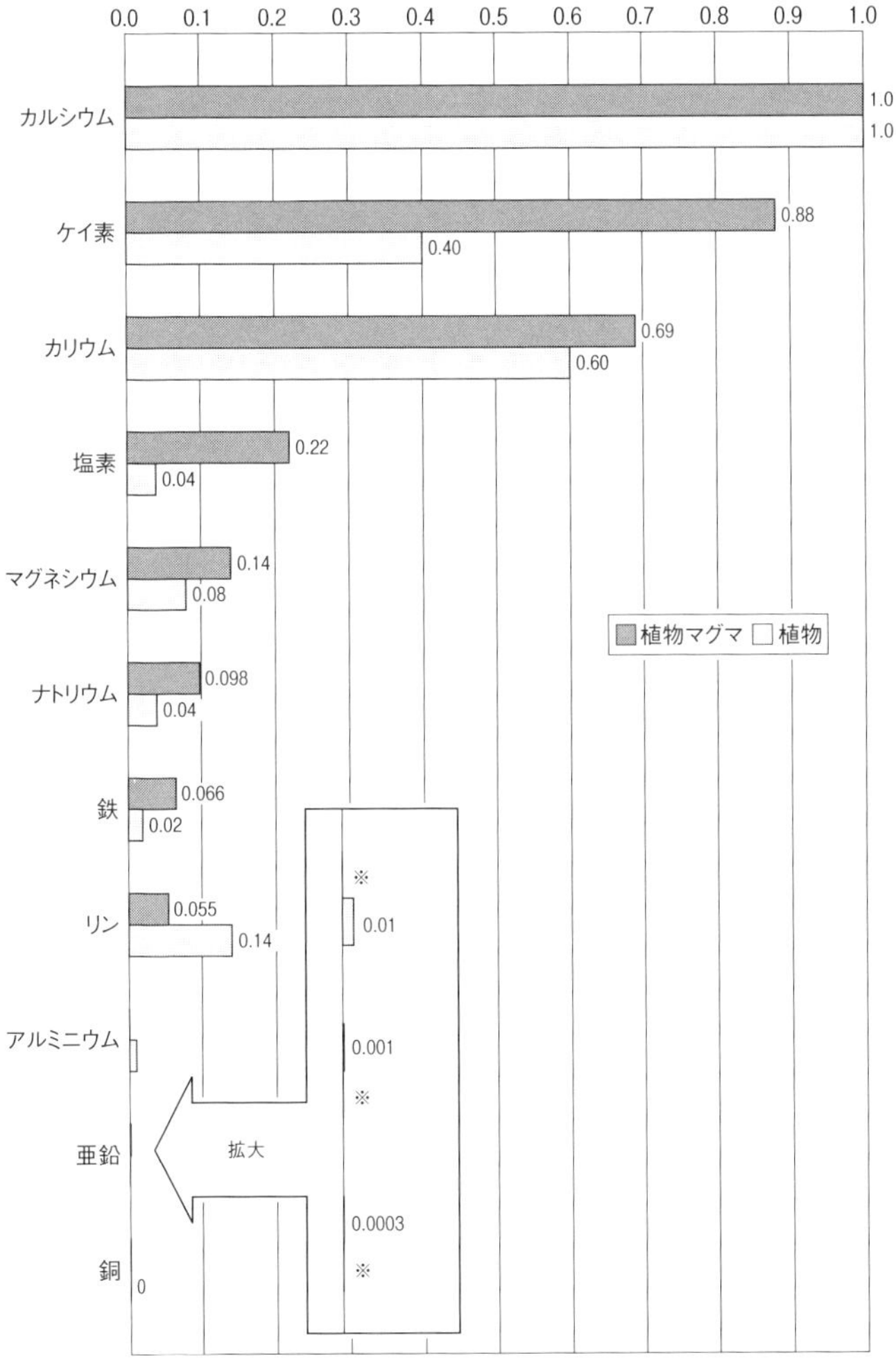

※植物マグマのアルミニウムと植物の亜鉛、銅については測定データなし

植物のデータ：木村修一・左右田健次編『微量元素と生体』、木村優『微量元素の世界』

マグマではどうかという点です。

比較してみると案の定、植物マグマのバランスも木村修一氏らのデータとほぼ同様であり、これは人体のミネラルバランスともよく似ています。人間が「栽培」という手段を持たなかった大昔から、野生植物は、食糧として人間の生命を支えてきました。その野生植物と野生植物に由来する植物マグマ、それが人体と同じようなミネラルバランスになるのは当然で、重要なのはむしろそこに含まれている還元力です。

そこで、植物マグマの酸化還元電位（ＯＲＰ値）を測定してみると、マイナス三〇〇ｍｖ前後、あるいはそれ以上という大きなマイナス値を示しました。ＯＲＰ値はマイナスの値が大きいほど強い還元力があることを示すものですが、場合によっては、強力な還元剤として知られている水素（マイナス四二〇ｍｖ）を超える数値さえ得られたのです。

これは驚異的な数字です。自然界に存在する物質の中で、これほどの還元力を持つものを私はほかに知りません。しかも、灰の段階で測定した数値の数倍に強まっていることがわかりました。

次に植物マグマの還元力の強さがどれほどか、それを証明するために、植物マグマの製造過程とほぼ同じ手順で一般的な植物を燃焼して、還元力を測定してみました。

具体的にはまず、植物からほこりや土、石などの異物を除去して水洗いし、乾燥させます。

そして耐火ガス炉を用い、五〇〇度で加熱して炭化・灰化させました。二度目は同じことを九〇〇度で行ない、三度目は二〇〇〇度まで上げて熔融処理しました。そしてこの過程でできた炭・灰・熔融物の酸化還元電位をそれぞれ計ったのです。

その結果、炭より灰、灰よりもマグマの順で還元力が増大していました。生物などの有機体は、酸素を取り除くことで強烈な還元力が発生します。そのためには燃焼して灰にしてしまうのがいちばん簡単です。燃焼すると酸素は炭素と結合して二酸化炭素になって気化し、多くの有機物も消えてミネラル分が残ります。これが灰の状態で、以前私が手がけた生物ミネラルはこの段階でした。

この状態でも還元力を発揮しますが、燃焼の際にミネラルが酸素と結合するため、最高水準の還元力には至らなかったのです。ところがこれをさらに高温処理して熔融化(マグマ化)させると、結合していた酸素も取れてしまいます。残ったのは一〇〇パーセントのミネラルで、灰の状態とは比較にならないほど還元力が増大した物質ができあがります。植物マグマはこの状態なのです。

熔融化で酸素を外す

私はいろいろな野生植物の酸化還元電位を測ってみました。その結果、還元力の強さで、とくに注目すべきは海藻類です。灰化の段階ではマイナス八〇ｍｖだったものが、熔融化後は実にマイナス五五〇〜七〇〇ｍｖ。約七〜九倍もの還元力を獲得していました。

この強烈な還元力は、ミネラル分の吸収能力と深く関係しているようです。焼いた後の灰を調べたところ、海藻類のほうが、同じ重量の陸上の植物よりも多くのミネラルを含んでいました。つまり、海藻に含まれる豊富なミネラルがマグマ状になったときに、すぐれた還元力を発揮する源泉であろうと類推できます。

海藻類が多量のミネラルを吸収しているのは、太陽の光エネルギーが十分に届かない海中で生育するため、根からより多くのミネラルを吸収するのだと考えられます。いずれにしてもこの結果から、植物マグマの還元力は、野生植物に含まれるミネラル分をそのままのバランスで得られたことによるのです。

ちなみに、日々の食卓に上る一般的な栽培植物のミネラルバランスは、化学肥料の影響によりカリウム、リン、マグネシウムが多く、野生植物とはかけ離れたものとなっています。なかにはカルシウムの数十倍もカリウムやリンが含まれる場合もあります。ですからこうした日常の生活で野生に近いものを食べようと思ったら、海藻がいちばんということになります。

自然界の元素は一般に単体ではなく、さまざまな元素が結合した化合物として存在し、たとえば酸化カルシウム、酸化マグネシウムのように、多くは酸素と結合しています。したがって

「元素の熔融化」を化学的に説明すると、酸素と化合していた元素群から酸素が外れるということになります。

自然界には、これと同じような状況が生じている場所があります。つまり元素群から酸素が外れた状態で存在している場所、それは火山です。火山から噴出するマグマの中は数千度の高温で、カルシウムはカルシウムのまま、マグネシウムはマグネシウムのままの状態を保つことができるのです。

その「酸素が取れた状態」の指標となるのがイオウ臭です。植物を灰化させても、イオウ(S)から酸素はほとんど分離せず、硫酸や亜硫酸の形で残ってしまいます。それが熔融化することでようやく酸素が取れて独特の臭気を発します。このイオウ臭によって、酸素が除去できたことがわかるのです。火山の噴火口の近くに行くと独特の臭いが鼻をつきますが、あれがイオウ臭であり、イオウが還元された状態の臭いです。

熔融するとなぜ酸素が外れるのか、その仕組みはよくわかっていませんが、火山のマグマの中のミネラルは酸素が外れた状態なので、強烈な還元力を秘めていると思われます。私はマグマ化、熔融化こそが、ミネラルを還元状態にするもっとも有用な方法だと考えています。

長く衰えない還元力

私が植物マグマに自信を持ったのは、その還元力がきわめて長期にわたって持続されることがわかったからです。

たとえば「アルカリイオン水」という人工的な還元水があります。いわゆる「機能水」の一種で、水を電気分解し、水素をはじめとするカルシウム・カリウム・ナトリウム・マグネシウムなどのプラスイオンばかりを集めることで、アルカリ性を示す水です。本来の液体はプラスイオンとマイナスイオンが混在することで安定していますが、それを無視し、電気分解という人為的な操作で還元力を強化した人工水です。当然のことながらイオンのバランスがかたよっているため、空気にふれればどんどん酸素と結合して、当初予定したような強い還元力を保持できる期間はそう長くありません。

ところが植物マグマを水に溶かした水溶液中には、カリウム・ナトリウム・塩素・イオウなど、プラスイオンとマイナスイオンが混在し、きわめて安定しています。つまり酸化しにくく、その還元力が長期間持続するのです。しかも、大量の消毒剤が投入された酸化力の強い水道水に植物マグマ水溶液を少量加えただけで、その水は高い還元力を示し、しかもこの還元力が持続することが確認されています。

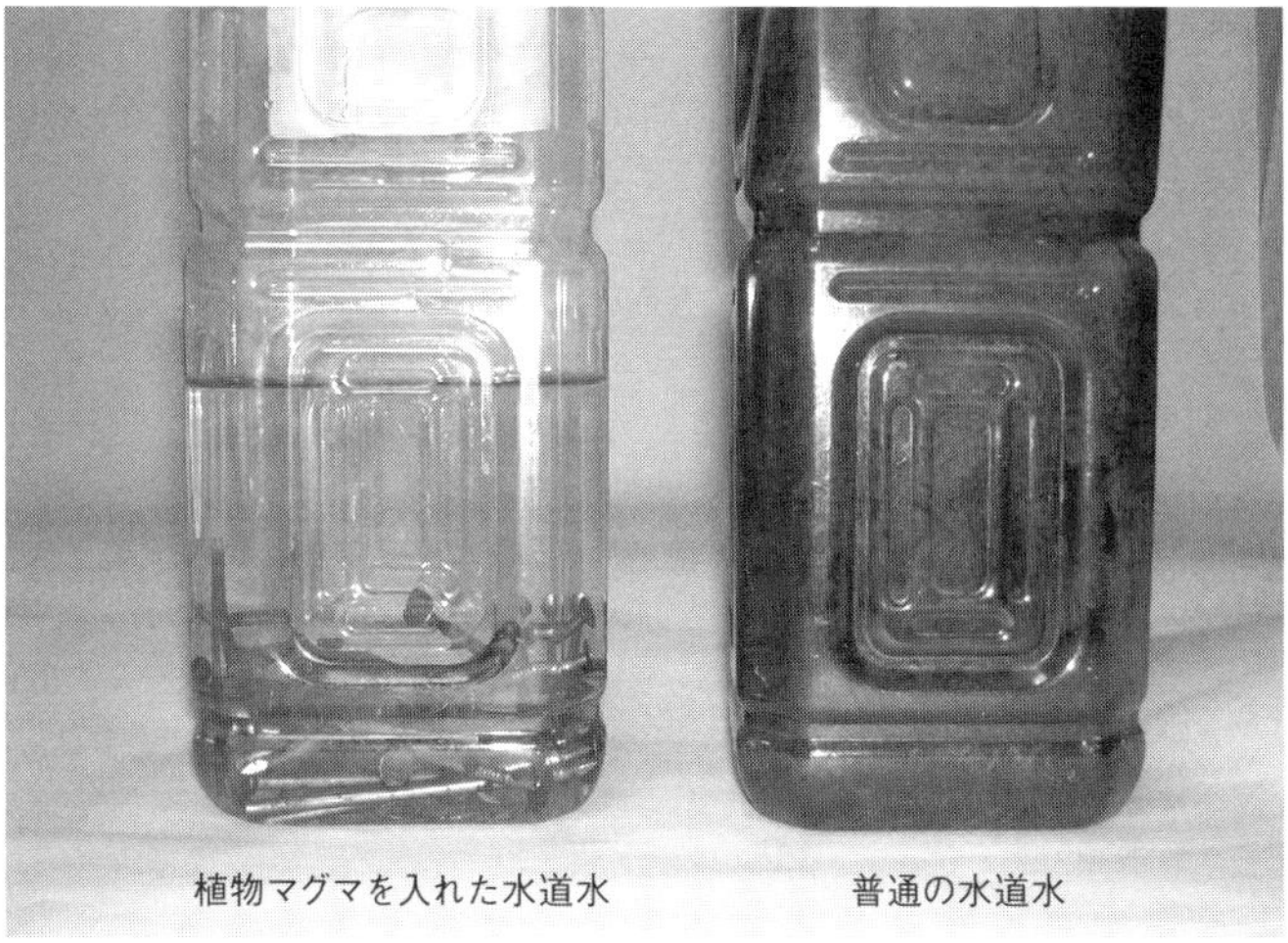

（釘はそのまま）　（サビて水も赤い）

たとえば水道水を入れたコップにピカピカの真新しい釘を放り込むと、わずか二、三日で釘はサビ、赤茶けます。ところが植物マグマを溶かした水であれば、一カ月たっても二カ月たっても釘はそのままで変色しません。これは、植物マグマの高い還元力と持続力を示すほんの一例です。

私は植物マグマの還元力の持続性を証明するため、二〇〇〇度の温度で製造した植物マグマについて、製造直後、一カ月後、二カ月後、三カ月後のそれぞれの還元電位を測定してみました。実験の精度を高めるため、三つの検体を用意しましたが、いずれも還元力の減衰はほんのわずかでした。

実際に植物マグマを手にした方はお気づきと思いますが、かすかなイオウ臭が長期間残ります。これはイオウが還元された状態で存在している証拠です。このようにミネラルの元素が空気中で酸化することなく、いつまでも還元状態でいることが、植物マグマの特異な点で、還元力を謳う他の商品と一線を画す最大の長所です。

「より高い」還元力を「より長く」維持できるということは、植物マグマの最大のアピールポイントといってもいいでしょう。これは熔融化によって一切の不純物を徹底的に取り除き、ミネラル分の還元力を最大限まで引き出した成果ともいえます。

理想的なミネラルバランス

植物マグマについてもうひとつ強調しておきたいのは、その主要なミネラルバランスが人間の体液と共通したバランスを備えていることです。

人間の体は本来、自然のものを自然のまま受け容れるようにできているため、そこへ化学物質のようなものが侵入してくると、これを「異物」と認識して排除しようとします。たとえ高度な技術を駆使して作った「還元水」でも、それが人為的であればあるほど、肉体は自然界に存在しない「異物」として排除します。そんなものが体によい影響を及ぼすはずがありません。むしろ異物を排除する際に生じた過剰な活性酸素が、逆に体を酸化させ、体の衰えや老化を加速するのです。

水溶性植物マグマと人の体液中の主なミネラル

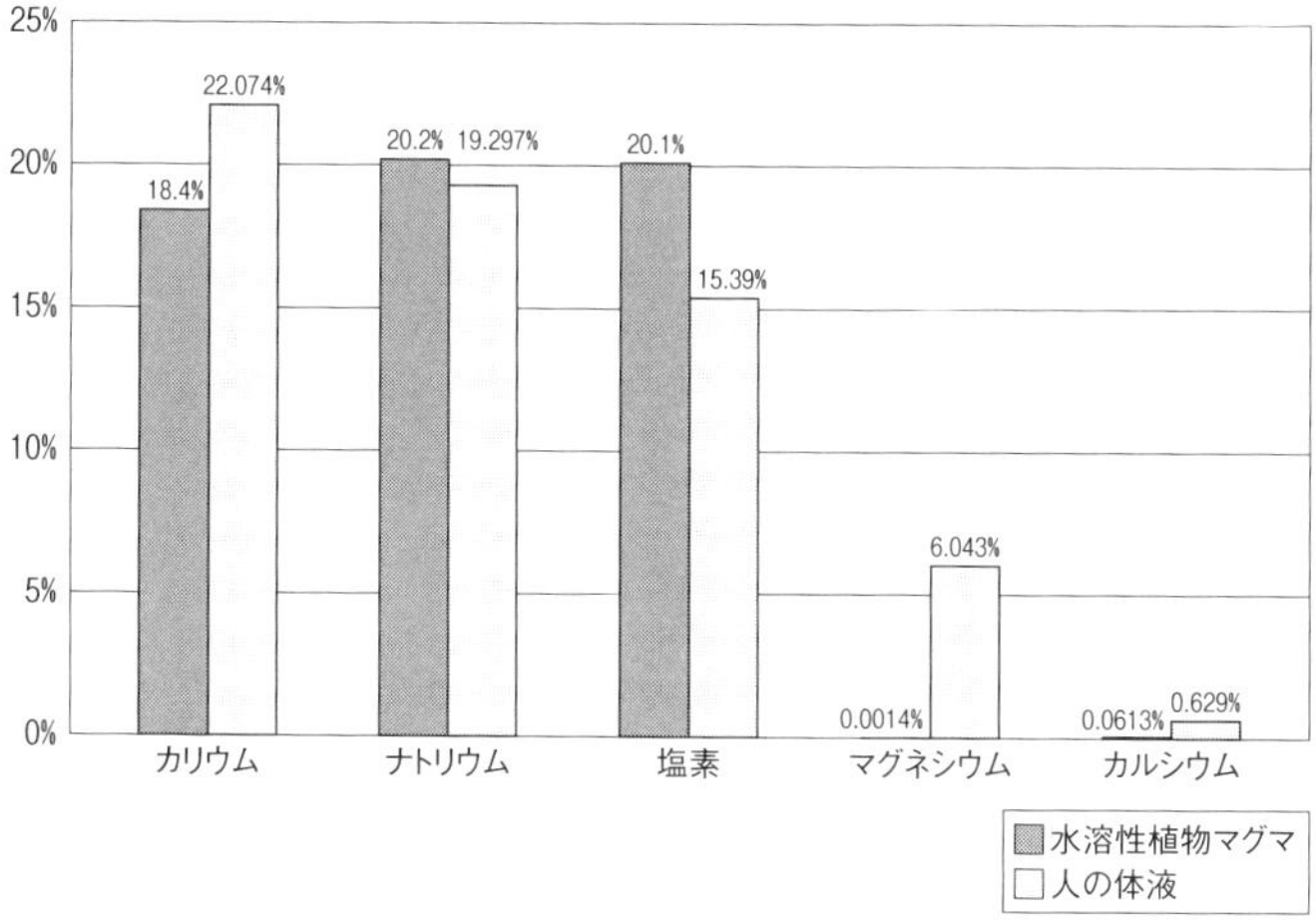

ヒトの体液中の主なミネラルは細胞外液がナトリウムと塩素、細胞内液がカリウムであり、水溶性植物マグマはこの体液のミネラルと共通したバランスを備えている

その点でも、植物マグマは安心できるものでした。植物マグマのミネラルバランスは人間の体液にきわめて近く、野生植物が示す自然界のバランスそのままだからです。したがって人体にすんなり受容され、その良いところが私たちの体に働きかけてくれるのです。

くり返しになりますが、私たちの体は元をたどれば食物の元素です。したがって、毎日食べる食物や飲料のミネラルバランスは非常に重要です。ここで見落とされがちなのは、人体に近く、人体によい影響を及ぼすミネラルバランスが保たれているのは、人の手が及ばない野生の自然に限られているということです。残念ながら、私たちが日常的に口にしている栽培作物は、野生のものとはまったくかけ離れたもので、とくにそのミネラルバランスは、野生植物とは決定的に異なっています。

そのことを証明するために、野生植物と栽培作物の主要なミネラルを比較してみました。わかりやすくするために、含有量を単純に比較するのではなく、それぞれが持つカルシウムの値で他のミネラルを割って指数化してみます。こうすると、カルシウムを一・〇〇とした場合に、その他のミネラルがどのくらい含まれているかが一目瞭然にわかります。

その結果、ミネラルの比率は、野生植物ではカルシウムが一番多く、以下ケイ素・カリウム・塩素・マグネシウムの順になっています。

ところが、玄米・小麦・トウモロコシ・ジャガイモ・ハクサイ・ホウレンソウなどの栽培作物(女子栄養大学のデータ)では、どれも圧倒的にカリウムが多く、さらにリン、マグネシウムも高い比率を示しました。しかも驚くべきことに、これらの栽培作物には、野生生物にもっとも多いはずのカルシウムは微量しか含まれておらず、その他の成分もほんのわずかしかありません。

だんだんはっきりしていきました。栽培植物は野生植物に比べて、カリウム、リン、マグネシウムが突出して多い。これは化学肥料に由来していることは明々白々です。栽培植物が持つそれぞれの栄養素はともかく、私たちは「野菜を毎日三五〇g以上摂れ」などと煽られなが

植物マグマと栽培作物中のミネラルバランス

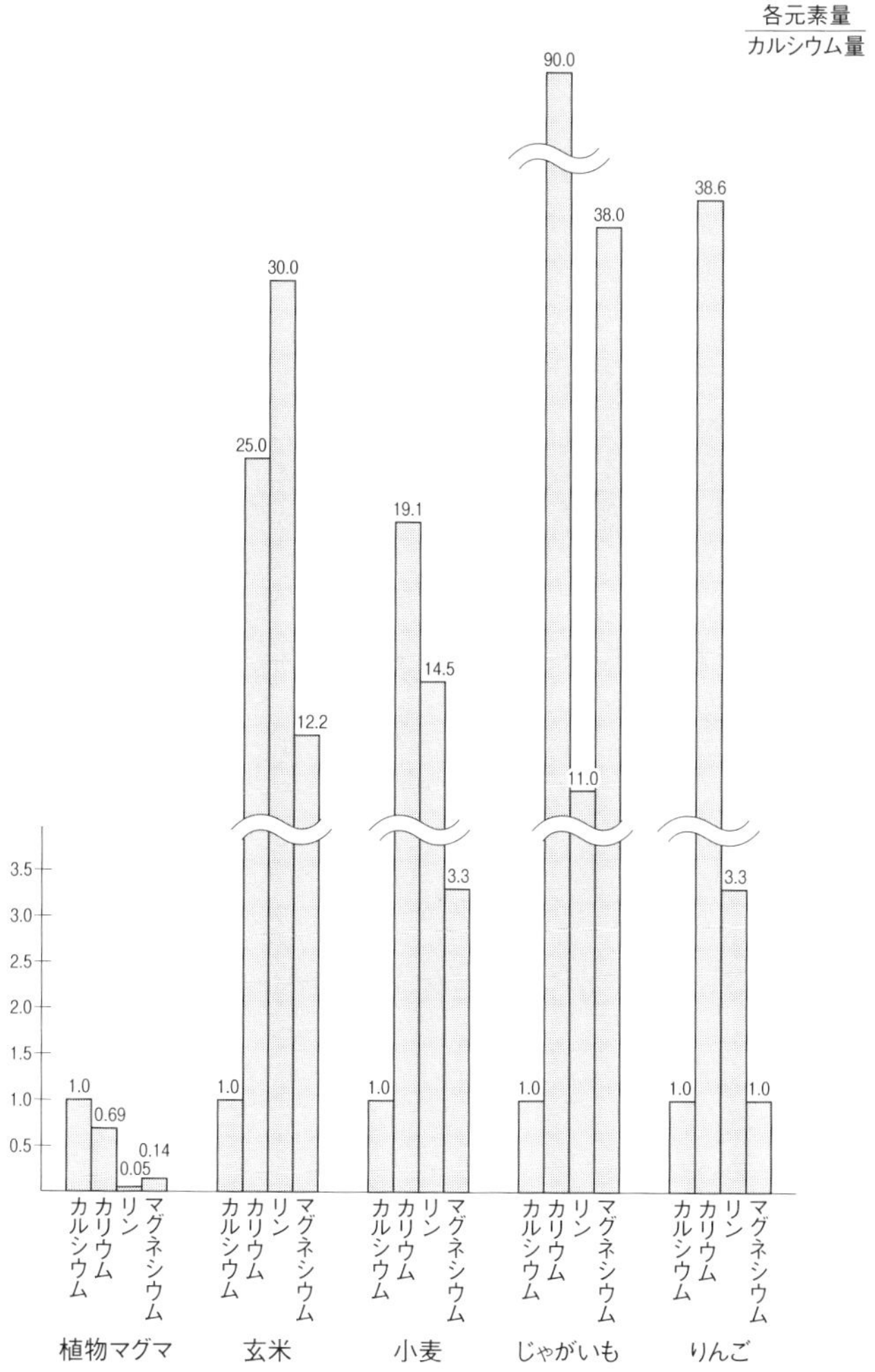

データの出典：植物マグマは中山栄基
栽培作物は女子栄養大学、「食品成分表」

ら、実はせっせと自然のミネラルバランスを崩す愚かな行為に励んでいるのです。

ここ数十年の農業では、窒素・リン・カリウムの三大肥料をはじめ、水酸化マグネシウムなどの化学肥料が大量に使われてきました。その影響が栽培作物に現われているのです。私たちが「自然の恵み」だと思っている作物のほとんどは、大量の化学肥料を使って改変された土壌で人工的に育成されたものであり、そのミネラルバランスも、本来の野生のものとはほど遠いものとなっています。これは恐ろしい現象だとは思いませんか。

また女子栄養大学のデータにはケイ素が含まれていなかったので、私が稲ワラ(人工栽培)で測定してみたところ、ケイ素はカルシウムの七倍、つまりカリウムよりさらに多く含まれていることがわかりました。野生植物ではあり得ないミネラルバランスです。

つまり、私たちの食卓に登場する作物とは文字どおり「作り物」で、化学肥料を吸収して生長するように機能づけられています。これは、いわゆる無農薬栽培や有機栽培などでも同様です。多少、土壌の条件を変えてやっても、種そのものが特定の栄養素を吸収しやすく作られたF1種なのですから、もうお手上げです。

一方、野生植物は、自らの内なる自然の声に従って栄養を選択しています。そのため、両者はまったく異なるミネラルバランスになるのです。私たちが普段口にするものはほとんどすべてが栽培植物です。野生植物を口にする機会といえば、わずかな海藻類ぐらいでしょうか。つまり私たちの肉体は必然的に、栽培作物と同じ、きわめて人工的なミネラルバランスにならざるを得ないのです。

この由々しき事態に一石を投じ、ひとりひとりが「野生の肉体」を取り戻すこと——実はここから、毒消し屋の新たな戦いが始まったのです。

植物マグマに取り込まれた地球エネルギー

私は長い試行錯誤の結果、植物マグマという野生還元力を手にすることができました。そして、この植物マグマという還元力に加えて、この力は地球のエネルギーを吸収したものだということに気づいたのです。

地球は大きく分けて、外側から地殻・マントル・核の三層構造になっています。ゆで卵のカラ、白身、黄身を想像していただければいいでしょう。地殻は地表からおよそ三〇㎞～四〇㎞までの層で、その下のおよそ二九〇〇㎞までがマントルです。いずれも岩石で構成されていますが、岩石の化学的性質に違いがあります。また、マントルは地殻のような剛体ではなく、非常に長い時間をかけて移動したり曲がったりする流体的性質を持っています。

マントルの下、地表から二九〇〇㎞～六四〇〇㎞までを占めるのが、地球の中心である核です。核は外核(二九〇〇㎞～五一〇〇㎞)と内核(五一〇〇㎞～六四〇〇㎞)に分かれ、いずれも鉄とニッケルが主成分であろうと推定されています。また外核は流体、内核は個体になっていると考えられています。

このうち、核は太陽の表面温度にも等しい六〇〇〇度もの高熱を持っていますが、これは地球創成期に封じ込められた熱だと考えられています。それとは別に、地殻やマントルも熱を発しますが、これはそれぞれの地層にある放射性物質が崩壊するときに出す熱であることがわかっています。実は地球の内部には、ウラン・トリウム・カリウムといった放射性物質が豊富にあり、これらが崩壊していくときに熱を出し、地球内部を熱くしているのです。

ここで大事なことは、地球の核は常に地表に向けてさまざまなエネルギーを発していて、地球上の生物はすべてその影響を受けているということです。

昔から、動植物には不思議な力があることが知られています。

たとえばネズミが一匹もいなくなるとその家は火事になる、ツバメが低く飛ぶと雨が降る、ナマズが暴れたり冬眠中のヘビが巣穴から出てくるのは地震の予兆といった類から、関東大震災の前に魚が浮いたとか、スマトラ沖の地震の際にゾウが一斉に丘に登ったとか、似たような話は世界各地にたくさんあります。ときとして大量発生するバッタやイナゴも、大地のエネルギーの変化を敏感に感じとっているのかもしれません。

実際、動物たちは人間に比べてはるかに自然の変化に敏感で、だからこそ凶事や天災を予知することができるのではないでしょうか。そして、この神秘的な能力には、地球が発するエネルギーが介在していると思われます。

それは植物も同じです。野生植物は大地からミネラルや有機物だけでなく、地球のエネルギーも吸い上げ、内部に蓄積しているはずです。それを食べた動物も、自らが大地から得るエネルギーに加えて、植物からも神秘の力の源泉を得ていると考えられます。

そしておそらく太古の人類も、彼らと同じような能力を備えていたと思います。大地を裸足で歩き、野生の植物を食べていた人類は、現代人よりもはるかに優れた視覚や聴覚を持ち、ときには予知能力も発揮したのではないでしょうか。

しかし、化学肥料や農薬で人工的に作り変えられた土壌で育てられた栽培作物に、大地の生命力に満ちた熱やエネルギーが十分に届いているとは思えません。むしろこうしたエネルギーが不足しているからこそ、台風で簡単に倒れたりするのでしょう。

植物マグマは現代人に得にくくなってしまった地球のエネルギーを、体内に取り込む手段としてもきわめて有効です。野生の動植物の旺盛な生命力や、ときに見せる神秘的な能力を目の当たりにすると、彼らには人工栽培で育った動植物にはない何かが備わっていると思わざるを得ません。

サビを落としてリセット

健康を維持するためには適切な食事と運動、そして休息が重要だといわれてきました。それは間違いありませんが、現代人の日常は自然のリズムとはほど遠く、食べるものも自然からかけ離れたものばかり。飲酒や喫煙も好き放題で、健康でいられるのがむしろ不思議です。

若いうちはまだよいとしても、新陳代謝が鈍くなる中年期にさしかかると、体に余分な脂肪を溜めこみ、喫煙や排ガスで呼吸器を傷め、ストレスで自律神経のバランスを崩し、一気に老けこむ人がどれほど多いことでしょう。

しかも、長生きすればするほど、病気になるリスクは高まります。日本は世界に冠たる「長寿国家」ですが、はたして健全な「長寿国家」といえるでしょうか。長生きは健康であればこそ「長寿」ですが、健康がともなわなければなんの価値もありません。

現代人の体は心身のストレスで極度に酸化されています。体を構成する元素も柔軟な結合力を失い、あちこちサビついている状態です。健康を取り戻すには、まずこのサビを取り除かなければなりません。

しかし一時的な休養でサビを落としたとしても、サビつくような環境にいるかぎり、再びサビつくのは時間の問題です。そろそろ根本的な防御策が必要ですが、それに最適なのが植物マグマのような還元力です。

植物マグマはこれまで示してきたように、強い還元力でサビついた部位をもとに戻し、細胞や細胞を構成する諸元素を、最善の状態にリセットする「情報」として働き、化学物質の摂取や不規則な生活で崩れた生体の元素バランスを、本来あるべきバランスに戻します。それと同時に、マグマに込められた地球のエネルギーを体に注入して、太古の活力を回復させます。

一般的な「健康食品」は効能に疑問符がつくものも多く、「還元力」を標榜していても、具体的な結果を期待できない低レベルのものも少なくありません。しかし、私が「毒消し屋」の信念をかけて開発した植物マグマは同種のサプリメント――あえてサプリメントと言いますが――とは別次元ともいえる確かな還元力を持ち、他のどんなサプリメントも持っていない、大地からの生命力を持っています。そしてあらゆる病気の症状に対応し、食品を長持ちさせ、動植物の発育を助けます。つまり、あらゆる生命体がそれぞれに持っている可能性を最大限に引き出す究極のサプリメント――それが植物マグマです。

潜在能力をスイッチオン

私は当初、現代人が健康を回復するためには、還元力が何よりも大切だと考えてきました。しかし最近になって、その背後にある問題の本質に真剣に向き合わなければ、適切な対処はできないことに気づきました。個々の「老化」や「ケガ」を本当に癒すもの――それは大自然の生命力ではないかと考えるようになりました。

植物マグマは実にさまざまな応用例を蓄積してきており、開発者の私自身でさえ見当もつかなかった使用法が次々と飛び込んできています。

しかし、どれほど汎用性に富んでいるといっても、その全容を貫く一本の筋のようなものがなければなりません。それが「生物本来の生命力を最大限に引き出す」という働きで、これがつまり、植物マグマの本質なのだと思います。外部から何かを付加するのではなく、その生物が元来持っていたはずの力を呼び覚ますのです。それまで眠っていたものを活性化させるという作用は、すべてに共通しているのです。

こうした発想は、私が以前、生物ミネラルを開発した段階では想像もできませんでした。生物ミネラルではミネラルバランスによる還元力を働かせて、体のサビを取ればいいと単純に考えていたのです。ところが植物マグマができあがってみると、「還元力」というキーワードだけでは説明できない事例に次々と遭遇し、それがきっかけで考え方が変わりました。

還元力とは生命活動における特性のひとつの現われにすぎず、還元力の背後には、もっと大きな大自然の生命力があるのではないか――そんなふうに思うようになったのです。

還元とは肉体のサビ落としで、言い換えれば「若返り」です。

しかし単なる「若返り」だけでは本当の健康は得られません。単に時間軸を逆行するだけでなく、五〇歳なら五〇歳の、六〇歳なら六〇歳の、そして七〇歳なら七〇歳の心身における、最高の潜在能力のスイッチを入れてやることが重要なのです。そして、どうやら植物マグマにはそうした働きがあると思われるのです。傷口を素早くふさいだり、疲労を素早く回復させたり、食べ物の鮮度を保つということは、ほんの枝葉の結果にすぎません。

そんなことができるのも、この還元力には地球のエネルギーが含まれているからです。人間のＤＮＡにはまだまだ未知の部分が多く、現在眠っている部分をいかに目覚めさせるかはこれからの私たちの課題でもありますが、植物マグマは私たちに未知の可能性を示してくれる道標でもあります。

植物マグマを通じてそう思い至った私は、次第に「自然回帰」というテーマに目を向けるようになりました。

自然と協調し、ともに歩み、融合する

植物マグマをもっとも身近に感じている私がいま切実に感じていること——それは、これからは自然の摂理に則したものが私たちの健康を守るということです。もちろん、副作用があっては論外ですが、大事な点は、シンプルで、作為がないことです。まさに野生の、大自然から

の贈り物であることです。

化学物質への依存がゆきすぎた社会への反省として、これからの世界は、あらゆる分野で自然回帰が叫ばれるようになるでしょう。なかでも健康に関することでは、人工から自然へという流れが顕著になるに違いありません。世の中にはさまざまな健康法がありますが、お金がかかったり、人工的にすぎるものは淘汰されるでしょう。お手本はあくまで自然——人智を超えた大自然の中にこそすべてのヒントがあるのだと思います。

これからの時代は「いかに自然に帰るか」が大切なテーマです。

自然からの贈り物を大事にする気持ちこそが求められます。

高野山興山寺の住職である岡部観栄氏と対談させていただいたとき、岡部氏は次のように言われました。


善とは自然と協調し、ともに歩み、融合することです。

悪とは自然と離反し、決別していくことです。


私もまったく同感でした。人が人として真っ当に生きるということは、自然とともに生き、自然に寄り添い、自然に身を任せることです。自然に背を向け、自然をないがしろにする生活からは何も生まれず、何も得られません。

私たちは今、自然界に背を向けた生活を当たり前のこととして受け入れています。

人間は自然界の恵みを体の中に取り入れることをしなくなってすでに久しく、心も体もそれを忘れてしまっています。これでは早晩病気になるのは当然です。

私たちはいまこそ野生生物に注目し、その力を少しでも取り入れることが必要なのだと思います。

◆コラム５　栽培作物を野生に近づけるには◆

農薬とは、農業の効率化や農作物の保存に使われる薬剤の総称で、害虫を駆除する防虫剤や殺虫剤、雑草が生えないようにする除草剤などのほか、殺菌剤、防黴剤《ぼうばいざい》、殺鼠剤《さっそざい》、植物ホルモン剤などがあります。

せっかく育てた作物を虫に食い荒らされてはたまらない。だから防虫剤を使いたいという心理はわかります。では野生の植物はなぜ、農薬を使わなくても育つのでしょうか。

それは虫や鳥についばまれても、他の動物に食べられても、食べ尽くされるほど食べられることはないからです。山菜を食べようとするとき、丁寧なあく抜きが必要なことを思い出してみてください。ほどほどで止めないと、食べる側に負荷がかかることを動物は本能的に知っているのです。つまり、野生の植物は自分の身を守る工夫をして生きています。

それに対して、人間が食べるために作った栽培作物は、自分で自分を守れません。だから農薬で守るしかないのです。ところが農薬や化学肥料で収穫量を増やしても、結局は毒物を口にすることになり、命を縮めているのです。害虫を駆除するつもりが、実は人間自身を傷める結果になっています。しかも農薬や肥料は栽培作物に限定して使ったつもりでも、その汚染や影響は地球全体に及んでいます。いつまでそんなことを続けるつもりでしょうか。

農家はできるだけ早く、化学肥料や農薬と決別すべきです。虫が食っても、形が悪くても、大きさが不揃いでも、消費者は納得します。また、作物は大地の上で、土を使って栽培するという原点に立ち戻ってほしいものです。

化学肥料や農薬を使っていた土地は、土壌改良が必要です。土づくりは山野から落ち葉や野草、水草、海藻、木材チップ、バーク(木の皮)などを集めて土に混ぜ込み、覆いをかけて発酵させ、腐葉土を作ることから始めます。化学肥料や農薬をまいた田畑でも、そもそも自浄能力を持っています。そこにこうした良質な腐葉土を混ぜてやれば、徐々に野生化し、自然な大地に戻ります。

植物マグマを開発したおかげで、私は化学肥料や農薬を使わずに安全・安心の作物を消費者に届けたいと悪戦苦闘しながら努力している農業家の方々と知り合いました。そういう方々と対話を重ねながら植物マグマを使っていただいたところ、私もまったく予想していなかった結果が生じました。ただ植物マグマの粉末を田畑のそばに置くだけで、害虫がほとんど来ないのです。また味もこれまでとは異なり、野性味を感じさせるのです。種や苗の場合は、あらかじめ植物マグマの薄い溶液に一定時間漬け込み、付着している農薬などの化学薬剤を落とし、植物マグマのエネルギーを与えることで、根が長く、しっかり成育し、倒れにくくなり、ミネラルバランスもカリウムやリンは少なく、カルシウムが多い野生バランスに近づいています。

長野県下伊那郡松川町のリンゴ農家では、他と隔離した一区画の果樹園で、植物マグマの粉末を樹木の根元に、冬場に二回、約一キログラムまいただけで（他の薬剤を使うことなく）、一年目でリンゴがこれまでの約70パーセント、二年目には100パーセント収穫することができました。無農薬でです。三年目には植物マグマを必要とせずに100パーセントの収穫ができ、どうやら野生と共生の栽培システムを構築することができました。福岡県小郡郡のハウス栽培農家でも植物マグマを土に混ぜ、小松菜をはじめとする葉物野菜を連続して作り続けても連作障害が生じず、農薬をまったく必要としない農業が完全に定着しました。

第6章

植物マグマの可能性

医療現場からの報告

医療界や食品業界、さらには美容業界など、さまざまなジャンルの人たちが植物マグマの持つ生命力を活用し、よりよい医療や食品を提供しようと動き始めています。

その中のひとりに、東京の鶴見隆史医師がいます。『真実のガン治しの秘策』（中央アート出版）『酵素で腸年齢が若くなる！』（青春出版）をはじめ数々の著書を持つ鶴見クリニック（http://www.tsurumiclinic.com/）の鶴見医師は、植物マグマの効用に早くから注目され、ご自分の患者さんたちにも使用してめざましい結果を得られています。

鶴見医師はこう言います。

「植物マグマを自分で使ってみました。まず疲れがとれるようになりました。食べ物の消化がよくなり、体の代謝がよくなるのがわかりました」

鶴見医師のもとにはさまざまなサプリメントの売り込みがあるそうですが、

「多くは目立った改善結果がみられず、患者さんに紹介したりはしません」

とおっしゃいます。

植物マグマはそんな鶴見医師をも驚かせたようでした。

「植物マグマを使うと傷の治癒が円滑になります。虫歯予防や白内障の治療にも大きな助けになるようです」

鶴見医師は体内における酵素の働きに注目し、「酵素を無駄に使わなければ、人間は一五〇歳まで生きることができる」と主張します。そのためには化学合成物質を体に入れないことを必須条件としています。

「たとえば間違って小さな金属を飲み込んだりすると、いずれは便とともに外に出ますが、その間に肉体は非常に疲れます。消化酵素がフルに活動してしまうからです。薬物を長期間服用し続けることは、金属を長期間飲み続けるということと同じなのです」

自然界にはない純粋物質を体に入れると、細胞は異物として認識し、排除にかかる――薬物に対してこのような認識をしている点は私と同じです。

鶴見医師は続けます。

「薬を使わない治療を続けて、もう二五年が経ちます。食事を正す、意識を正す、ライフスタイルを正す、サプリメントを使う――こういったやり方で、病気に対処しています。誤解される方が多いのですが、サプリメントは薬ではありません。サプリメントは食物のひとつで、人間に必要な栄養素を凝縮し、効率よくとれるようにしたものです。

サプリメントはこのように自然物の延長といってもよいものですが、質的には千差万別で非常に役立つものもあれば、まるで力のないものもあります。私はこういったサプリメントの内容にはたいへん気をつかい、選択は慎重にしています。

そんな私はある人の紹介で中山さんと会い、植物マグマを自分でも使用してみて、これは大変なものだと納得しました。私は昔から胃腸が悪く、そのため以前から酵素のサプリメントを飲んで対処していたのですが、それでも深酒をすると軟便や下痢に苦しめられました。

それが植物マグマを水に薄めて飲むと、胃炎も腸炎も治ってしまったのです！　のみならず、それまで飲んでいた酵素サプリメントの効き目が以前にもまして優れるようになりました。そのため極端にいうと、何を食べてもお酒を飲んでも、ほとんど何も問題がないようになりました。こんなことは私の人生で、かつてなかったことです。

当然、患者さんにも使っていただくようになりました。

その結果、わずか数カ月で目を見張るような例が続出しました」

植物マグマのパワー

鶴見医師のお話は続きます。

「以下は私が実際に診察した患者さんたちの例です。みなさんに植物マグマを使用し、めざましい結果を得ることができました」

◇女性・四五歳・乳ガン〈肺と胸膜に転移〉――植物マグマを水に溶いて飲み始める。水一〇〇～一五〇ミリリットルに二～一五滴を一日一五回。二カ月後の検診では転移がＣＴでは見当たらなかった。ガンマーカー（ガンの病状の度合いを表すもの）が高い値を示していたのが、正常値を示す。ガンセンターの医師が「不思議だ」を連発したそうです。二〇〇九年八月現在、正常値を示してから一年経過、相変わらず正常のままで、ＣＴでも異常ありません。

◇女性・三八歳・妊娠中毒症――高齢でようやく初めての妊娠に成功。ところが五カ月目に膣から出血が始まり入院しました。

結婚一五年目でやっと妊娠したのですから「なんとしても産みたい、なんとしても流産を阻止したい」と入院先から電話してきました。私は植物マグマを積極的に使うよう指示。何にでも二～三滴入れ飲んだそうです。すると一カ月続いたダラダラした出血がウソのようにピタリとストップし、その後も安定しているようです。

◇女性・三八歳・青アザ――おっちょこちょいでよくどこかにぶっつけて青アザをつくってしまう女性。植物マグマの水溶液を塗って寝たら、青アザは一晩で解消。「こんなことは過去にはなかった。驚きました」と報告してきました。

◇女性・六四歳・大腸ガン〈肝臓に転移〉――肝臓に転移したガンの状態があまりに深刻で、ついに病院側は家族を呼び、「もう何もやることはない、ホスピスに行ってほしい」と最後通告。

彼女は六年前に発症して抗ガン剤浸けでここまできたのでした。そこで彼女は当クリニックに来院。植物マグマを頻繁に使用し、食を正したところ、二カ月後に改善。ガンマーカーも低下し、体調がきわめてよくなっています。
◇男性・五八歳・胃ガン〈骨転移〉――胃全摘手術後、全身の骨（とくに脊椎と骨盤）にガンが転移。抗ガン剤が効かず、当クリニックに二〇〇八年一二月に受診。植物マグマ使用と食養生などで治療後、五カ月で骨転移が驚くほど減少しています。
◇男性・四六歳・頭痛――二六年前から頭痛持ち。植物マグマ使用と食養生を指示したところ、植物マグマを飲んだその日から長年の頑固な頭痛があっという間に消失。それから二カ月、頭痛はまったくなく、「二六年も毎日あった、あのいやな頭痛はいったい何だったんだろう？」と不思議がっています。
◇女性・八〇歳・胃疲労――旅行に行って帰ってくると、疲れ果てて寝込んでしまうという。疲れが抜けにくくなっている。当クリニックに通院して体調改善を図る。酵素サプリメントでずいぶん良くはなったが、やはり旅行の後、ひどく疲れてしまい、何日も寝込むことは変わらなかったという。「今年の夏、最後の同窓会があるというので参加したいが、疲れないようにはなりませんか？」と相談される。そこで、植物マグマを何にでも数滴たらして飲むことを指示。その後、二泊三日の同窓会に出席。東京から石川県まで旅したが、いつもなら帰宅翌日や翌々日に疲れが出るが、このときは翌日も翌々日もウソのように体が軽く、いつもと同じように行動できるのに驚いたという。

「あんなにご馳走を食べたのに胃がもたれないし、いつも便秘気味なのにこのときはよく便も出た。これは間違いなく植物マグマのおかげです。それしか考えられない」という嬉しい報告がありました。

鶴見医師のもとには、このほかにもたくさんの例が報告されているようです。

植物マグマがよく効くワケ

植物マグマの特徴について、植物マグマの使用経験が豊富な鶴見医師は、「植物マグマには他のサプリメントには見られないいくつかの特徴があります。それらを分析するとつぎのようになります」と話してくれました。

①すべての炎症を解消する

炎症をとるには、ケミカルメディエーター（細胞間の情報伝達物質）の活性化が絶対必要だが、植物マグマはケミカルメディエーターを活性化するため、炎症を強力に改善する。それゆえ、にきび、口内炎、歯周病、食道炎、胃炎、大腸炎、膵炎、胆管炎、皮膚炎、結膜炎、気管支炎、扁桃腺炎、痔といった炎症に効力を発揮する。

②殺菌効果

植物マグマは抗生剤に匹敵するほど殺菌作用が強い。抗生剤と違うのは、抗生剤は善玉菌も殺してしまうが、植物マグマは善玉菌をむしろ繁殖させること。さらに、抗生剤はカビを育ててしまうが、植物マグマはカビを退治する。それゆえ細菌、ウイルス感染やカビの発症を著しく改善することができ、内臓の感染症に有用である。また、ウイルスや水虫、怪我の傷にも優れた作用を発揮する。

③酵素活性化

病気は代謝不良から起こることが多い。代謝をコントロールする最大の源は代謝酵素の働きである。この代謝酵素が活動するためには、一にも二にもミネラルの補助がなくてはうまくいかない。植物マグマのミネラルは酵素の最大の補助となるため、代謝がよくなり、体が温かくなって汗がスムーズに出やすくなり、万病の予防になる。

④免疫の活性化

植物マグマは炎症をとるため、小腸の状態を改善する。小腸には全身の七〇パーセントといわれる腸管粘膜免疫がある。小腸の炎症がとれて機能が正常化すれば、腸管粘膜免疫は最大限に力を発揮する。植物マグマによってガンがよく治る理由のひとつはこれである。

⑤活性酸素除去（スカベンジャー）としての効果

すべての病気の直接の原因は、活性酸素の出現であり、現在のところ、五種類の活性酸素が知られている。

生体に出現した活性酸素を排除する物質のことをスカベンジャーという（例えばビタミンＡやビタミンＥ、ＳＯＤ＝活性酸素を無毒化してくれる酵素、カタラーゼといった酵素やミネラルなど）。人間はこのスカベンジャーという掃除人のようなものがないと生きていくことができない（それがないと、体が毒だらけになる）。

植物マグマはきわめて優れたスカベンジャーといえる。すべてのミネラルがバランスよく入っていて、生き生きとその特徴を発揮している。スカベンジャーとしての力は比類ないもので、あらゆる活性酸素の除去に向かうようである。そのため、痛み止め、ガン治療、難病改善、慢性病改善につながると考えられる。外から塗布（スプレー）しても痛みが治るのは、活性酸素を強力に除去するからと推察される。

⑥動脈硬化改善、ボケ防止

動脈硬化は、酸化したＬＤＬコレステロールをマクロファージが食べ、その死骸が泡沫細胞となり、その泡沫細胞が動脈にこびり付いたり、傷に入ったりするのが原因である。つまり、活性酸素が元凶といえる。ＬＤＬコレステロールの酸化を防ぐ植物マグマを摂っていれば、動脈硬化になりにくいといえる。当然、脳の動脈硬化も防ぐので、ボケになりにくくなると推察できる。

⑦ウイルスに著効

植物マグマはウイルス感染に強い。帯状疱疹の患者さんに植物マグマ入りスプレーを塗布したらたちどころに治った。風邪、気管支炎、扁桃腺炎など、治りやすい。インフルエンザなども、この植物マグマを一日何十回も水に溶いて飲んでいれば、まず感染することはないのではないかと思われる。

「……この世にオールマイティのサプリメントなどあるはずがありません。しかし、この植物マグマは、ほとんどオールマイティといってよいほどのものです。まさに予防にも治療にも使える最高のミネラルが、この植物マグマです」

鶴見医師はこう結論づけました。

鶴見医師のお話は、植物マグマの特徴をわかりやすく表しています。つまり、植物マグマのいちばんの特徴は「汎用性」ということです。対症療法を基盤として発展してきた西洋医学は、発症した病気に対応することはできても、病気が本格的に発症する以前の段階で、発症を未然に防ぎ健康体に回復させるということはきわめて不得手です。

医学の祖であるヒポクラテスは言ったそうです。

「病気とは何種類もあるように見えるけれど、本当は一種類しかない」と。

ならば、そのひとつの病気さえ抑えて対処すれば、すべての病気に対応可能ということです。植物マグマは、その万病の根本である「免疫不全」や「活性酸素」に直接的に働きかけるものなので、オールマイティに働くといえるのではないでしょうか。

鶴見医師は現在でも患者さんに植物マグマをすすめて、大きな成果をおさめています。

傷口治癒効果に歯科医も注目

おふたりの歯科医の先生にもお話をお聞きしました。ひとりは鳥取県歯科医師会会長の林伸伍先生で、植物マグマの最もよき理解者です。ご自身「化学物質をできるだけ使わない治療を目指したい」と言われ、植物マグマを愛用していただいています。

私は林先生のご依頼で、二〇〇六（平成一八）年に、一五〇名あまりの歯科医師の前で講演をさせていただきましたが、それを機に歯科医療の世界で植物マグマの活用が増加し、二〇〇七年にはアメリカのロスやシカゴの歯科医が治療に使うまでになりました。

歯科医の先生方との対話で、私は次のように感じました。

歯科は口腔内を処理するので、歯を抜くなどの手術のために、どうしても皮膚を傷つけることになります。しかし口の中では傷ついても包帯をするわけにもいきませんから、殺菌・消毒で対処するしかないのでしょう。それに傷口が開いたままだとそこに食べ物が入りこんで新たなトラブルを作ってしまうので、迅速な回復が求められます。

普通はホルマリンやクレゾールといった消毒薬が使われるそうですが、有害成分を含んでおり、いずれも無害ではありません。痛みもともなうので、鎮痛剤が必要ですし、患者さんに抗生物質が処方されることもあります。

歯科治療とは、このように傷口の迅速な治癒と痛みの完璧な除去が求められるものですので、その難題を解決する上で、植物マグマのような存在はとても有用なのではないか、ここでもお役に立っているのだと思いました。

もうひとりは、鳥取県佐々木歯科医院(http://www.sasaki-dental.net/)の佐々木道寿先生です。佐々木先生も平成一八年から植物マグマを治療に取り入れて、良好な結果を出しておられます。ご本人のお話を聞きましょう。

「私は歯科医療に従事して三十数年になりますが、これほど医療が進歩しているにもかかわらず、病人がなくなるどころか、ますます増える一方の現状に、西洋医学に対してずっと疑問を持っていました。

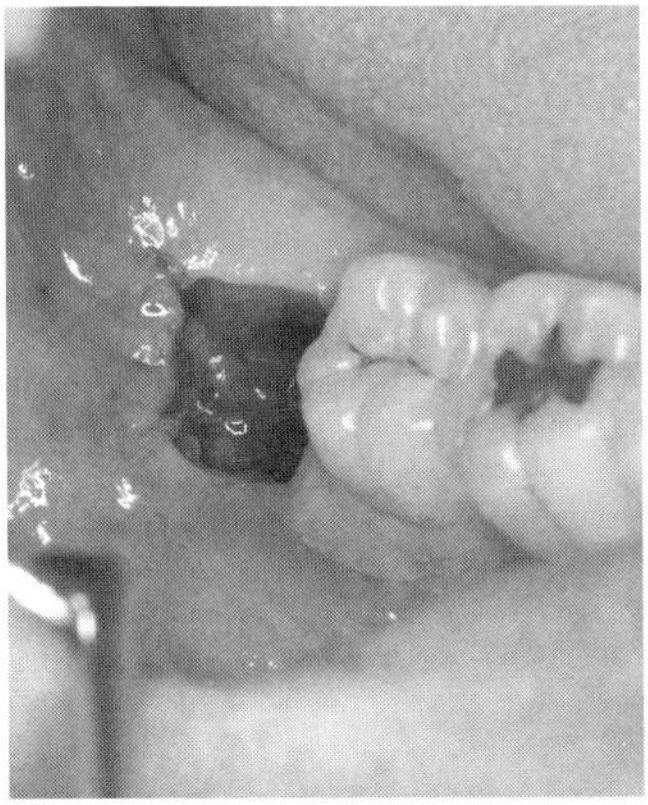

『右下８番』
智歯周囲炎で抜歯
抜歯創に10%植物マグマ液を添加
投薬は鎮痛剤のみ処方（未服用）

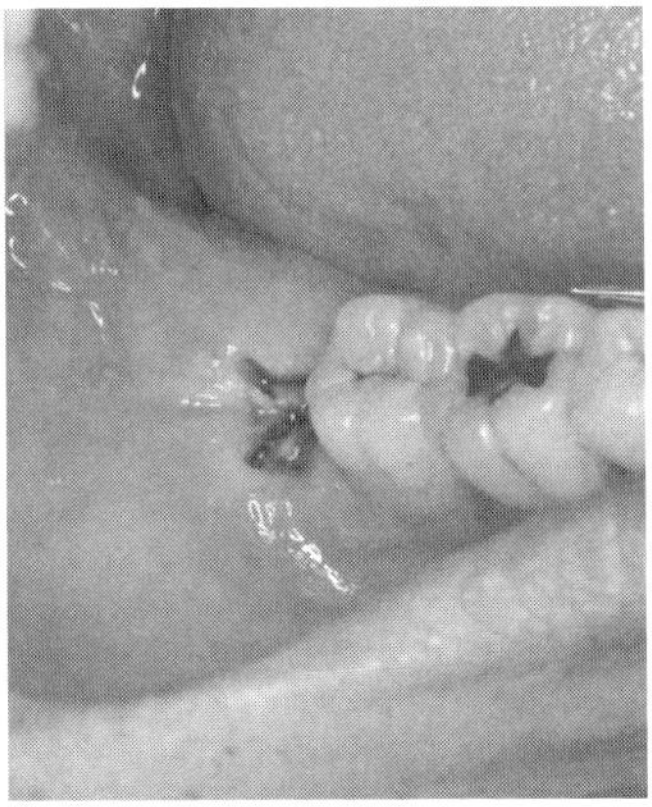

『右下８番』
抜歯翌日
抜歯窩は1/3程度に縮小し、
大半は肉芽で埋まっている

たしかに急性の疾病や外科処置においては大きな力を発揮しますが、もともと対症療法として発達した西洋医学に、抜本的な治療はできないのではと思っています。

私が植物マグマと出会ったのは二〇〇六年一月です。

この水溶性濃縮植物マグマ液は高い還元力、つまり電子供与物質であり、生体液と同様のミネラルバランスであること、さらに殺菌抗菌作用に優れていることなどから、歯科治療にはかなりよい結果を出すものと考えました。現在、抜歯直後の患部やインプラント手術の後処理、歯周病の手術、二次手術後の創面の治癒を早めるために植物マグマを用いておりますが、抜歯《ばっし》窩《か》は翌日にはほぼ肉芽組織で埋まってしまうという結果が出て、通常の治療よりもかなり早い治癒経過をたどっています。さらに止血、殺菌、鎮痛、炎症にも著しい抑制作用がみられ、正直なところびっくりしています。これまで手術後に習慣的に処方していた抗生物質の量が、激減しています。

また根管治療においても、ホルマリンやクレゾール等の有毒作用のある治療薬を使用することもなく、植物マグマ液を用いて良好な結果を得ています。

私は常々、こうした歯科治療を望んでいましたが、はからずも植物マグマに出会ったことで、第一歩を踏み出すことができ、さらに進化した治療を目指したいと思います。今や植物マグマは、私の臨床において不可欠な存在となっています」

掲載した写真は、植物マグマを用いた治療の一例です。歯の治療過程が示されていますが、抜歯翌日には著しい回復を見せていることがわかります。

物理的な力で歯を抜けば、そこに大きな傷が残り、酸化をはじめさまざまな生理反応が生じるのは当たり前です。植物マグマを塗布することで、酸化が抑えられ、病原菌の繁殖もストップし、その結果、より迅速な回復が実現できたと考えられます。

植物マグマで体がポカポカ

長野県岡谷市の整体師・山崎公久さんは、地元岡谷市をはじめ名古屋、大阪、徳島などを飛び回り、植物マグマを用いて治療をしています。患者さんの体に植物マグマをすりこむということですが、そうするとすぐに結果が出るということです。

「私の技術も必要ないんですよ。商売あがったりですね」

冗談まじりに、そう言います。

実際、山崎さんのもとにくる患者さんはかなり症状のひどい人が多く、他の治療院から助けを求められることも多いそうです。

「私のところに来る方の大半は、痛みをとってくれという人です。そうした期待にお応えするために、私もあらゆる手だてを駆使しています」

私も彼の整体を受けましたが、植物マグマをすりこんでもらうだけで体がポカポカしてきますし、またたく間に疲労がとれて全身がすっきりします。

同じく長野県安曇野市で整体治療をされている中嶌正義さんも、日本各地を飛び回って講演と治療をされていますが、「生活習慣を徹底的に改善しなければ持病は治らない」というのが持論で、定期的に生活指導の勉強会を主宰しています。中嶌さんも山崎さん同様、植物マグマを体にすりこむ治療を実施しています。

植物マグマは加齢臭を消去する

人間は動物とちがい、風呂に入って体を洗ったり、歯をみがいたり、髪の毛を洗ったりします。ですから比較的体臭が少なく、とくに日本人は肉食の人種に比べて体臭が少ないといわれています。しかし食の肉食化が進み、体格も欧米人に近づくにつれ、体臭も強くなりつつあります。さらに加齢にともない、体が酸化することも体臭の原因となります。口臭と同様、本人が気づかず、周りの人たちも言いづらいことから、体臭は今のところあまり大きな話題にはなっていませんが、この種のクレームは確実に増大しています。

植物マグマを摂取する方の中から、加齢臭や口臭がなくなったとお礼の言葉をたびたびいただいたことから、あらためて体臭について注意深くチェックしました。植物マグマをたくさんとっている方は一～二カ月後あたりから加齢臭が消失してくるようです。

新潟の七六歳の男性の例では、糖尿病がひどく足に壊疽《えそ》が出ていたので、植物マグマを摂取したところ、一カ月後くらいから加齢臭が少なくなり、三カ月後に一日だけ強烈に臭気を感じたあと、翌日からまったく出なくなったそうです。五カ月後の現在、加齢臭はまったくなく、糖尿病も血糖値は三五〇から一三〇に下がり、壊疽もきれいに消失し、かなり良化しているとのことです。

この男性の祖父がひどい加齢臭があったということから臭いも遺伝するのだろうかと考えましたが、正確なところはわかりません。ただ、肉や魚のいやな臭いが植物マグマの水溶液に浸けこむことで消える（クサヤの臭いも消えました）ことを考えあわせると、それは生体酸化の還元化が進む状況を示している一例ともいえるのでしょう。これは継続して見ていかなければならないテーマです。

スポーツ選手もお気に入り

プロ野球やサッカー選手の運動量は、一般人に比べると飛び抜けて多いものです。ラグビーやサッカーでは、骨折などもしょっちゅうですが、当然ながらケガをしたら、どんなにタフな人でも一定期間の静養は避けられません。

私はあるプロ野球の投手に二年間、植物マグマを摂取してもらい、使用前と使用中の体の変化を体感してもらいました。

投手はシーズンが始まると、肩に負担がかかる日が続くため、まずその負担に慣れるよう努力するそうです。しかし、夏頃から疲労の蓄積が徐々に進み、シーズン終了後には、まさに体が悲鳴を上げるといいます。彼自身も一〇代や二〇代のうちは十分な回復力がありましたが、三〇代に入るとあれこれ気をつかうようになったということです。

先発投手の場合、力を配分しながら投げるわけですが、二〇代までは力でねじ伏せるように投げていられたけれど、三〇代になったら、回を追うごとに腕の感覚が麻痺していくと率直な実感を教えてくれました。

ところが植物マグマを飲み、また肩・肘・足に植物マグマの高濃度液を試合中でも各イニングごとにすりこむことによって、感覚が麻痺せずに、しかも肩が軽くなるというのです。

「今日は肩が軽すぎてかえって調子がよくなかった」という選手の声もあるので、そのような感じですかと訊ねると、

「そうではなく、植物マグマをすりこむと、試合開始当初のような肩の状態に戻るんです」

とのことでした。当然、肩だけでなく足も楽なので、下半身に「タメ」がきいて体重の移動がスムーズになり、いわゆる体重を乗せたボールが投げられるそうです。

彼の試合中のボールのスピードは、全盛期がマックスで一五〇㎞くらいで、ここ二〜三年は一一〇〜一三〇㎞台でしたが、植物マグマを使い出して二シーズン目に入ったとき、一四〇㎞台が電光掲示板に表示され、本人がいちばんビックリしたそうです。

この選手は年齢的にスピードボールが投げられなくなったのではなく、肩が痛くて壊れるのが怖いから、あえて速い球を投げないのだというのです。この選手の最後のシーズン、私は一軍での試合を二回見ましたが、球のスピードは一一〇〜一四四㎞でした。

多くのプロ野球の選手は極限まで体を痛めつけ、その負担を完全にその日のうちに消せないまま翌日再び負担をかけてしまうので、その蓄積が体を壊してしまうのでしょう。だとしたら植物マグマを摂取したりすりこむことで、かなり負担を消去させることができるのではないでしょうか。とくにケガや筋肉痛などに対して、植物マグマはこれまで多くの優れた結果を出しています。

日本人大リーガーの草分け的存在である野茂英雄選手も、北京オリンピックの出場を断念した女子マラソンの野口みずきさんも、体が悲鳴を上げているのがわかっていながらアスリートとしての宿命で投げ続けたり、あるいは走り続けなければならず、ついには体がその負担に耐えられなくなったようです。人間の体には限界があります。それを超えたら壊れてしまいますから、負担を与えたその分、修復する必要があります。

この修復が完全でないと、少しずつ負荷が蓄積し、やがて限界まで達し、アスリートとしては致命的な能力減衰に至ります。ところが植物マグマは、その還元力と電子供与によって生体負荷を取り除くので、こうしたアスリートの能力減衰に歯止めをかけてくれるのではないかと思います。

二年間、植物マグマを愛用してくれたプロ野球投手は今、ピッチングコーチとしてチームに残り、各選手の技術面のみならずユニークな健康管理指導者としての道を歩みだしています。

ご本人は次のように話しています。

「今まで自分が経験した植物マグマの特性と使用方法を後輩選手に教えて、アクシデントを起こしてからではなく、転ばぬ先の杖として使わせていただいています」

開発者にとってこうした言葉は涙が出るほど胸にジーンときます。今までケガやアクシデントで実力が発揮できなかったアスリートたちが、植物マグマを使うことで、自分の実力を存分に発揮できることを祈ってやみません。

米作農家も驚いた生育効果

植物マグマは野生植物から抽出したミネラルですから、植物の生育に有効な作用があるのは当然です。

新潟県村上市のある農家では、苗床を作る段階から植物マグマを用いて栽培をしていますが、生育の早さが著しく、たくましく生長するということです。

「水田にも植物マグマをまいて育てていますが、化学肥料をまいている田んぼと比べて、土がやわらかく、小動物もたくさんいて、どんどん昔の田んぼに戻っているようです」とのお言葉をいただきました。稲そのものだけでなく、田んぼ自体がかつての生命力を取り戻しているというあたりが、いかにも植物マグマらしいと思います。

稲への使用

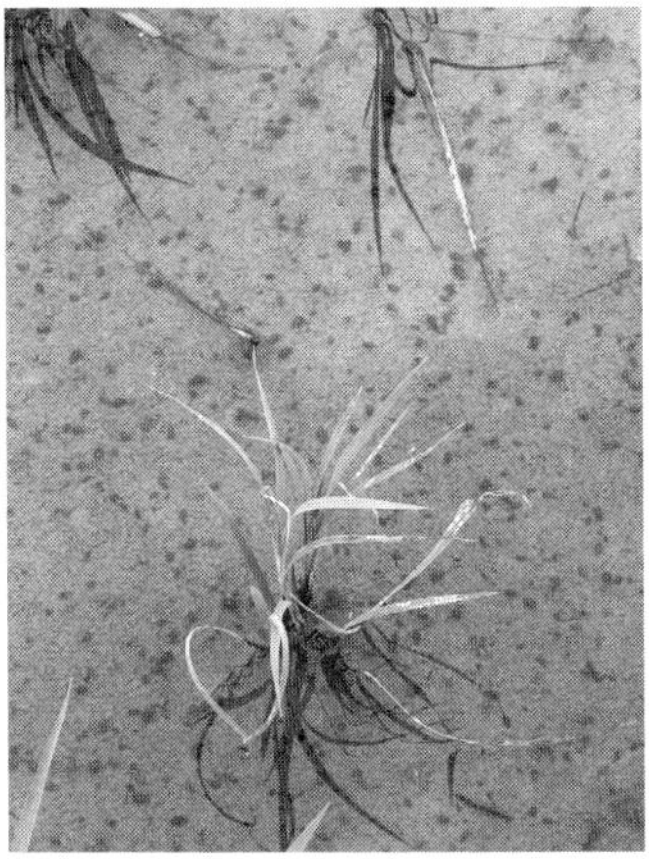

貝などの小動物が生きている（黒い点）

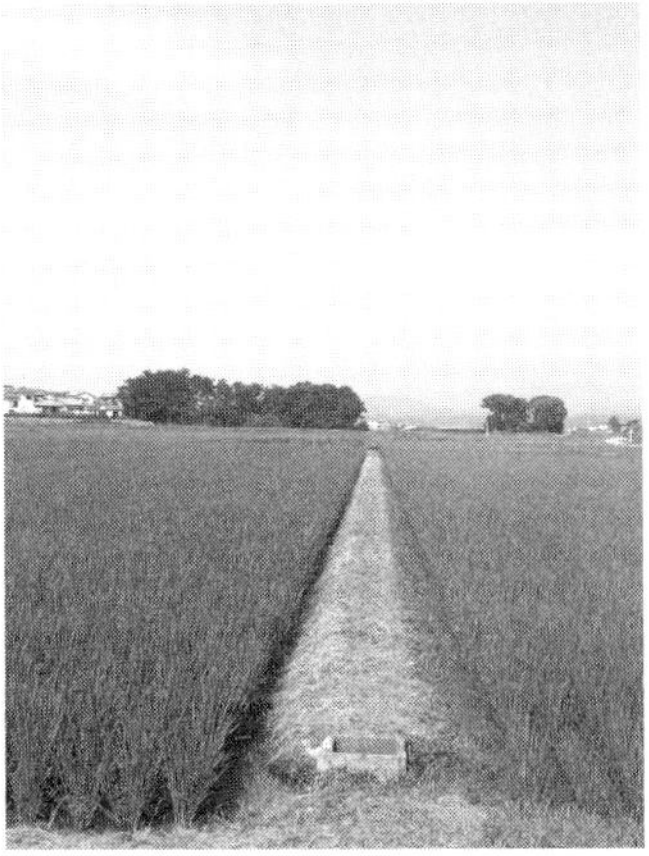

左側が植物マグマを使用した田んぼ

植物マグマを使って二年目の二〇〇八（平成二〇）年には、周囲の田んぼと比べると際立って生育エネルギーが旺盛で、稲の伸びも稲の緑の色も濃くなりました。

周囲の農家の人々は口々に「加納さんは、いったい田んぼに何を入れたのか？　教えてほしい」というほど評判になったそうです。そのおかげで、今では村上市をまきこんで米作りに取り組もうという状況になっているそうです。

これまで化学肥料一辺倒だった農家の人々が、実際に農薬も化学肥料も使わずにより効果的に米作りができるのを目の当たりにしたわけです。植物マグマが植物栽培に大きな威力を発揮している一例です。

栃木県で薬局を経営している町田公一さんは植物マグマを医療用・農業用として販売してく

ださっています。町田さんのお話によると、農業用として植物マグマを購入した栃木県泰名町の農家では、堆肥に植物マグマをほんのわずか加えることで、ネギなどに虫が寄りつかなくなり、農薬を使う必要がなくなったと、嬉しそうに話していたそうです。

長野県岡谷市からは、ある地域にイモチ病が発生したため、試しに植物マグマを田んぼに入れてみたところ、入れた田んぼだけイモチ病が治まったとの報告もいただいております。

食品産業でも利用者急増

現在、多くの料理店やレストランが、植物マグマを用いて食品の安全と鮮度維持、そして栄養向上を実現しています。ここではその一部をご紹介します。

●植物マグマで安心・安全を実現する
――「泥武士」境眞佐夫さん――

熊本県、および東京・銀座に安全、安心をモットーにしたレストラン「泥武士」(http://dorobushi.com)があります。

オーナーシェフである境眞佐夫氏は添加物・農薬・抗生物質等をいっさい使わない食材、食品をお客様に提供する「食いもの屋」を心がけ、世界の食材の調達で飛び回っています。彼の銀座のお店に一歩足を踏み入れると、目の前にいきなり厨房の冷蔵庫の裏側が出迎えてくれます。冷蔵庫の内部を裏から見せることで、このお店の食材をすべてオープンにしているのです。

境さんは言います。

「植物マグマに浸すだけで素材の特徴が引き出されるので、これまで以上に料理に関してシンプルさを追求するようになり、余分なことをする必要がなくなりました」

野菜は植物マグマに浸けることで新鮮さを逃がさず、自然な生のままの味を楽しんでもらおうというスタンスです。熱を通したブロッコリーやソラマメ、インゲン、ホウレンソウ、コマツナなども緑色が長持ちし、盛りつけにも熱が入ります。生ウニは殻のままで産地より直送させ、手間と時間はかかりますが自分で殻を割り、三〜五パーセントの植物マグマ液をたっぷりと吹き付けておく。こうするとミョウバンを使わないでも形が崩れず、一週間は日持ちがするそうです。

またパンやピザに植物マグマを微粉末にしたものを一〜二パーセント混ぜることによって、野生植物のミネラルバランスと同じようなバランスを作り出し、化学肥料のミネラルバランスから脱却した野生バランス食品が提供できるのです。

これは栄養の面から見ても画期的なことです。

くり返しになりますが私たちの毎日食べているお米、パン、うどん、野菜、果実などは、ほとんどすべてが化学肥料のバランスになっています。無農薬栽培でもこのバランスになっているのですから、私たちの体も化学肥料の元素バランスになってしまっています。それが、植物マグマの粉末を入れるだけで、野生のバランスのパンやピザ、あるいはうどん、スパゲッティを口にすることができるのです。

●本物の料理は、手間ひまをかけるものなり
——日本料理「温坐」香月康孝さん——

食材のよしあしが優れた料理の第一の条件。けれども、それだけでは本物とはいえません——こう語るのは福岡市博多区で日本料理店「温坐《おんざ》」を経営するオーナー板長・香月康孝さんです。

香月さんは東京の有名料理屋で長年修業してきたたたき上げの板前さんで、とにかく手間ひ

まをかけて、食品が本物になるまで仕込むのが自分のやり方だといいます。

あるとき「ちょっと食べていただきたいものがあります」といって、小鉢にひとつまみの料理を出してくれました。

香月さんのお師匠さんから受け継いだ秘伝の料理で、納豆と塩を混ぜて、毎日ひたすらこね続けるそうです。半年ほどすると独特に熟成した発酵食品となるそうで、それはなんとも絶妙の風味でした。

こんなすばらしい味を作り出す料理屋さんですが、こちらでも植物マグマを使っていただいております。仕込みに植物マグマをほんの少々入れるだけで、まったく別物になってしまうそうです。

今でこそ匙加減がわかってきたそうですが、最初は植物マグマの適切な添加量を料理ごとに探り出し、会得するまで時間がかかったということです。

香月さんの目標は自分の料理でお客様を健康にすることだとおっしゃいます。スタッフの方々の教育も手間ひまをかけてじっくり教え込んでいるとのこと、いずれ彼らは巣立って全国に本当の食の文化を広げることでしょう。

●薬物を使わない養鰻業

――熊本県養鰻漁業協同組合・緑川養殖センター　北山清武さん――

熊本県養鰻漁業協同組合・緑川養殖センターでは、抗生物質等の化学物質をいっさい使わずにウナギの養殖を行なっています。心配なのは集団の疾病発生で、ウナギの死亡率を低下させて生産性を高めることが日々の至上命題となっています。養殖ウナギに植物マグマを摂取させることで、健康状態を向上させることができるかどうかの飼育実験を行ないました。

抗生物質を使用せずに一定期間飼育してきたウナギに、エサの食いの悪い冬季の一二月から三月にかけて植物マグマを摂取させ、ウナギにどのような変化が生じるかを観察しました。

実験池の坪数一二〇坪での管理で、三万六六八五匹のウナギを使用しました。総重量は六八六四kgでした。もちろん抗生物質はいっさい使用していません。

普段使用している飼料の中に植物マグマを〇・二パーセントの割合で混合させ、毎日摂取させました。

二〇〇六年三月から飼育を始め、植物マグマ摂取前日及び摂取後の、一匹あたりの平均体重・P／kg（キロあたりの匹数）・給餌率は次ページの表のとおりです。

養殖ウナギの飼育実験結果

	匹数	全数の総体重(kg)	体重(g/head)	P/kg	給餌率(%)
摂取前日(12月4日)	36,685	6,864	187.1	5.3	1.18
摂取日(12月5日)	36,685	6,920	188.6	5.3	1.17
摂取14日	36,640	7,767	211.9	4.7	1.17
摂取21日	36,632	8,206	224.0	4.5	1.11
摂取28日	36,620	8,669	236.7	4.2	1.10
摂取35日	36,610	9,132	249.4	4.0	1.05
摂取42日	36,605	9,579	261.6	3.8	1.00
摂取52日(取り上げ日)	36,599	10,151	277.3	3.6	0.40

head＝一匹　P＝匹数

植物マグマの摂取前日の一匹あたりの平均体重は一八七・一gでしたが、最終日の五二日後には二七七・三gになっていました。体重増加量は九〇・二gでした。なお、体重増加を示さないウナギは約三八〇匹で、全体のおよそ一パーセント、通常の二分の一から三分の一にとどまりました。また死亡数は八六匹で、これも通常より低い数値でした。

皮膚は青みの入った健康的な色でした。なお、植物マグマを摂取していないウナギは薄い黒色で、かなりの差がありました。

味に関しては養殖ウナギ特有の脂っぽさやギトギト感がなく、サッパリ感が特徴的で、養殖独特の臭みがなく、味に深みが出ていました。

通常の飼育を行なってきたウナギを対象に、一二月、一月という冬季に植物マグマを摂取させた結果、エサの食いがよく、体重の増加が夏と同等か、それ以上の数値を示すことがわかりました。

これはきわめて異例なことです。冬季のウナギは本来冬眠期間中に入っているのでエサはあまり食べない習性があり、この期間中は体重が増えにくいのです。ところが試験結果で盛夏の時期以上に体重が増えたのは、植物マグマの摂取によって健康状態が改善したからにほかならないと考えられます。またこれらのウナギは与えたエサをほとんど残すことなく食べてしまったため、水環境の汚染が少なくなり、亜硝酸・アンモニア及びpHのバランスがよく、飼育水環境が安定していることも要因のひとつと推測されます。

また、体重だけでなく皮膚の色・ツヤもすぐれ、死亡率も低いこと、さらに発育不良や病気のウナギの発生率も少なく、これほど短期間の投与でありながら、通常どおりに飼育されたウナギと比較して、大幅に状態が改善されたことは大きな収穫でした。稚鰻の段階から全飼育期間にわたってこの植物マグマを摂取させたならば、従来に比べて相当短期間でも、健康でおいしい、発育良好なウナギに育て上げられることが予想されました。

また第二段階の試験として、発育不良のウナギだけを集め、植物マグマを摂取させ、健康なウナギに戻せるかどうかのテストも行ないました。開始して二週間が経過してからエサの食いが安定し、一カ月後には通常のウナギと同じレベルになりました。このテストでは、植物マグマによって健康体を取り戻せることが判明したため、このテスト以降はすべてのウナギに植物マグマを与えることにしたそうです。

次に、ウナギをさばいた後に〇・一パーセントの植物マグマ水に一〇〜一五分浸けこんだところ、鮮度が保持され、おいしさ、柔らかさなどが格段にアップしました。また焼かずに冷凍保存でも冷凍焼けせず、水分保持状態が良好で、脂肪変性、色の変色などが生じないことがわかりました。同じことはすでにアナゴで実証済みだったのですが、ウナギでも同様の結果を得たのは画期的でした。つまり、ウナギやアナゴを焼かずに冷凍しても、風味を損なわずに保存できることがわかりました。これは新しい取り組みとして今後が期待されます。

以上のことにより、植物マグマの摂取で飼育期間が短縮され、エサ代金・光熱水費・その他の維持費用が節約できることがわかりました。のみならず抗生物質を使用しなくても健康なウナギを育養できることは養鰻業界にとって朗報でした。他の魚の養殖、あるいはウシ、ブタ、ニワトリなどの飼育を行なっている方々にとってもこの上なく喜ばしいニュースです。もちろん消費者にとっても、薬を使用しないで健康な動物を食べられるという恩恵はなによりの朗報です。

昨今は鳥や豚などのインフルエンザが問題になっていますが、植物マグマを与えることで飼育動物も野生のミネラルバランスを回復し、自然治癒力が増強され、病害に負けない健康な食用動物が得られることと思います。今回のテスト結果は今後、安心安全な動物の生産に植物マグマが貢献できるものであることを証明しています。

●野生食品「おきうと」の鮮度保持に植物マグマを利用
——南里商店株式会社　南里一正さん——

福岡県博多の、朝の食卓の風物詩はなんといっても「おきうと」です。「おきうと」は寒天のような質感をもった半透明の食物で、その歴史はいまから二百数十年前にさかのぼります。そのころ博多は、未曾有の大飢饉に見舞われていました。江戸時代中期の「享保の大飢饉」です。この大災厄で、博多では人口の三分の一が餓死したと伝えられ、生き残った人々も天を仰ぎ、日々の暮らしに絶望していました。そんなとき、ひとりの勇敢な漁師が博多湾に飛び込み、そこに群生していた海藻を採取して持ち帰りました。海藻を煮固めたものを飢えに苦しむ人々に分けて、命を救ったということです。

この食物が「おきうと」です。なぜ「おきうと」かといえば、漁師の勇敢さをたたえて「沖人(おきうと)」と名付けられた、あるいは人々を救ったから「救人(きゅうと)↓おきうと」になったなど諸説があります。とにかくこれ以来、博多っ子の食卓に「おきうと」は欠かせないものとなったそうです。

漁師が持ち帰ったのはエゴノリといわれる細い糸状の海藻です。もともと固まりやすい性質があり、水で煮詰めるだけでコンニャクのように歯ごたえのある食物になります。味がついていないので、ネギとショウガ醤油などで食べるのがおすすめです。

食の安全には化学物質に頼らない食材作りが急務です。まだ見ぬ食材を探していた私は、博多の商工会議所を訪れ、お話を聞きました。そこで知り合ったのが常務理事の南里勝利さんです。南里さんいわく「日本の目下の急務は食の安全と自給率のアップ」ということで、私と意見が一致しました。

そんな南里さんに「福岡に理想的なヘルシー食品がありますよ」と教えていただいたのが「おきうと」でした。そして親戚筋の南里一正さんが経営する南里商店株式会社(http://www.okiuto.com/)を紹介されました。ここは創業以来「おきうと」を目玉商品として製造している会社です。

まず製造過程を見せていただきましたが、なんとエゴノリを水で煮詰めてドロドロの状態にしてから、冷やして固めるだけというシンプルな製法です。なんとも健康的な食品ですが、問題は日持ちがしないことでした。防腐剤も酸化防止剤も一切添加していないので、一週間ほどしか日持ちしません。したがって流通が難しく、現在は主に福岡市内で売られているだけという説明に、こんなユニークな食材を博多っ子にだけに独占させておくのは惜しいと、私の探究心に火がつきました。

そこで植物マグマをこの中に入れたところ、鮮度を保つ期間が飛躍的に長くなりました。のみならず食感も変化し、弾力が出てきました。

おお、これはいけるではないか！

気をよくした私は「おきうと」を使って新しい食材が開発できないかと考え、一正さんの奥様にも相談し、ハチミツを混ぜたところ、なんとも上品なゼリーができました。素朴でほんのり甘く、離乳食やダイエット食品として最適です。

「おきうと」のＯＲＰ値を測定したところマイナス一〇〇ｍｖを超え、すばらしい還元力を持っていることが数字の上でも示されました。大地のエネルギーを陸上植物以上に取り込んでいる海藻から作られた「おきうと」は、化学物質まみれの私たちの食卓の救世主になってくれるかもしれません。

新潟では同じエゴノリを「エゴ」といい、酢味噌で食べる家庭がたくさんありますが、日本海側には、ほかにもエゴノリを食べる地域があるようです。こうした野生の食材がさらに脚光を浴び、普及することを願わずにはいられません。

●大麦若葉の青汁が野生のミネラルバランスに変身
――㈱山本芳翠園　山本嘉男さん――

青汁は植物を加熱せず、低温で乾燥させることで微粉末にしたものですから、各種の栄養素や酵素が破壊されずに丸ごと濃縮状態で摂取できる機能的な健康飲料です。私もつねづね青汁に植物マグマを添加していただけたらどんなによいかと思っていたところ、鶴見クリニックの鶴見隆史医師から山本芳翠園(http://www.aojiru-yamamoto.co.jp/)の山本嘉男社長をご紹介いただき、二〇〇八年の夏に、大阪でお会いすることができました。

早速、青汁の成分分析表を見せていただきましたが、ＳＯＤ(活性酸素を無毒化してくれる酵素)が大量に含まれ、ミネラルも七パーセント含有されていることがわかりました。内容的にはカルシウム一・〇に対してカリウムが五・三七、マグネシウムが〇・四一と、野生植物に比べてやや高めを示しています。

玄米や小麦、果実などから見ると化学肥料のバランスがあまり強くは出ていませんが、野生植物がカルシウムとカリウムの分布は同等程度なのに対して、青汁ではカリウムが五倍程度になっているわけです。

そこで、山本さんとディスカッションして、現在の青汁に三パーセントの植物マグマ粉末を加えることにしました。

その結果、カリウムは二・三〇g／一〇〇gが二・三五六g／一〇〇gに、カルシウムは五八〇mg／一〇〇gが一五〇〇mg／一〇〇gとなり、比率的にはカルシウム一・〇に対し、カリウムは一・五七倍で、本来の野生のバランスに近づけることができました。

また、マグネシウムはカルシウム一・〇に対して〇・二九となり、野生のバランスと同じレベルになっています。野生植物のミネラルが三パーセント添加されることによって私たちの体の中に野生がどんどん加わり、生きた酵素の力と相加的あるいは相乗的に反応して現代人に野生をよみがえらせてくれると思います。

こんなふうに野生化した青汁を、牛乳を飲むように毎日たっぷりと飲んでくれるようになると、人工養殖化された状態から私たちは、かなり脱出しやすくなれるでしょう。できれば毎食後に、コップ一杯の植物マグマ入り青汁を飲む習慣が定着してくれればと思います。

●生きるも死ぬも「食」しだい！

——健康料理研究家　神崎夢風さん——

神崎夢風さんはNPO法人日本食医食協会(http://www.shokuishoku.co.jp/)の代表理事をつとめるかたわら、大手食品会社数社の顧問もしている著名な料理研究家です。彼女が他の料理の専門家と異なるのは、活性酸素の怖さを十分に理解し、料理を通してその害を最小限に抑えようとしていることです。

彼女は子供のころ、動作性狭心症と診断され、そのためにあまり運動をしなくなり、やがて中学生になるとお決まりのひきこもりや過食症になやまされるという、はなはだ不健康な青春を送ったそうです。

そんなとき、父親の「食という字は〝人を良くする〟と書くだろう。だから進路選択をする時に、自分のからだに関わる〝食〟の世界を学ぶのも、ひとつの人生かもしれないよ」(神崎夢風『食医食　生きるも死ぬも食しだい！』太陽出版)というアドバイスをもらったのがきっかけで、食に関わる世界に足を踏み入れたそうです。そして二〇歳までに、食を通じて自分の健康を回復させたといいます。

そんな彼女は、カロリー計算ばかりに熱心で、食品添加物の怖さなどにまったく無関心な栄養士の実態に失望し、二二歳で自らの料理教室を持つに至りました。アメリカの栄養士は病人の治療に関しては医者と対等な立場で口を出すというのに、日本はそんなアメリカより四〇年遅れているとのこと。

「はたして、日本に活性酸素について語れる栄養士がどのくらいいるでしょうか」

そんな彼女は私の著書『自分の体は自分で治せる』を読み、非常に共感を覚えて、植物マグマを使った「食医食調味料」を自ら創作されました。彼女は植物マグマのすばらしさを十分に理解し、料理に活かすとともに、アトピー性皮膚炎の患者さんを、食事を通じて改善する事業で大きな成果をあげています。

神崎さんは今後、植物マグマの可能性をさらに広げてくれることでしょう。時代は、確実に「本物の食」を求めており、心ある人たちはこれからますます植物マグマを活用してくれるだろうと楽しみにしています。

●発酵食品の効用を飛躍的に高める
――オリーゼ本舗　大場善右ヱ門さん――

日本には伝統的な発酵食品の食文化がしっかりと受け継がれています。ちょっと考えただけでも、お酒、酢、漬け物、味噌、醤油、納豆、パン、麹、酵素などたくさんの例をあげることができます。しかし発酵は生きた状態での反応なので、時間と共に変化し、そして空気に触れて酸化するという宿命を負っています。酸化は発酵食品だけの問題ではありませんが、酸化による品質の劣化は避けられません。

植物マグマは発酵食品に対して大きな力を及ぼします。強力な還元力で酸化反応を抑制するだけでなく、その強い還元力で製品をレベルアップさせて、これまでとは異質の製品ができることが多いのです。

一般的には、お酒や酢はマイルドになり、刺激がやわらぎます。塩味のものはカドが取れるため、漬け物や味噌、醤油類はソフトな食味になります。また酸化によるいやな臭いも消えるため、たとえばクサヤを植物マグマの水溶液に浸けこむと、食欲をそそるおいしそうな香りに大きく変わります。

植物マグマはこうした食品だけでなく、酵素サプリメントにも有効です。酵素サプリメントは加熱調理が多い現代の食生活では摂取しにくくなった酵素を補うもので、さまざまな商品が開発されています。

なかでも一九四四(昭和一九)年から頑固に同一商品を作り続けているオリーゼ本舗(http://www.ori-ze.jp)さんは、オリゼールE菌、アミラーゼ、プロテアーゼなど、百数十種類もの麹菌、酵母菌、乳酸菌その他の有用菌を安定培養した植物発酵食品で、すばらしい成果をあげています。

私は社長の大場善右ヱ門さん、専務の大場百合子さんとご相談して、この伝統ある発酵食品に植物マグマを加え、世界最強の酵素サプリメントを作る試みに挑戦しました。試行錯誤の結果、納得のいく野生バランスを持つ酵素サプリメントが完成したのです。

これまでにもビール酵母、パン酵母、玄米酵母などと植物マグマを組み合わせた発酵サプリメントで大きな成果を上げていましたので、きっとより良い効果が得られると考えたのです。これまで数多くのモニタリングを重ねた結果、わずか数日で効果を実感する報告が相次ぎました。これまでもメリハリのある効果が広く認められてロングセラーとなっていた商品群ですが、あまりにも効果が速やかに現われるため、関係者一同が驚きを隠せませんでした。これは「結果がすべて」が持論の私を大いに満足させるものでした。

なぜこうした結果が生じたかと言えば、体内の各部位でめざましい活性作用を発揮し、体全体の細胞を元気にさせたのです。その結果、生体に強い活力が生まれ、不具合を自分でコントロールし、元気な体づくりを前進させたのだと思います。

人々はこれまで、体の働きに有用な成分ひとつひとつを分析し、抽出あるいは合成によってサプリメントを作り、生体に摂取するという手段を講じてきました。発酵食品はこうした現代生活の中にあって、ひとつだけの成分を抽出・合成するのではなく、複合的な成分を得られる貴重な技術です。その中で欠けていたものが何だったのかが植物マグマの添加で明らかになったといったら言い過ぎでしょうか。

自然界のバランスには至らず、作為的な栄養バランスに陥りがちな健康食品の、負の部分を補うものとして利用されるのはたいへん有意義なことです。

●植物マグマを用いた食材の変化

料理の基本はなんといっても食材がよいことです。「よいこと」とは、農薬や抗生物質、ホルモン剤、劣化した飼料などによる汚染や、酸化による鮮度落ちがないことなどです。植物マグマを食材の生産過程から使用すれば、化学物質なしの生産が可能となります。たとえば、エサに植物マグマを入れることで食用動物の健康を維持できれば、抗生物質やホルモン剤を与える必要がなくなります。

しかし市場に出回っているものは、野菜も肉も魚も、化学物質ゼロのものばかりではありませんし、危険な化学物質が入り込んでいるかもしれません。酸化して臭いにおいを発するものもたくさんあります。そんな食材に対して、植物マグマ水溶液はたいへんな威力を発揮します。野菜も肉も、生魚も干物も、植物マグマ水溶液に短時間浸け込むだけで、化学物質がかかなり除かれます。

いろいろ工夫して植物マグマを使いこなしている業者の例をあげてみましょう。

たとえばカット野菜加工工場では、塩素殺菌したあとの野菜を植物マグマ水溶液に浸け込むことで、塩素除去と鮮度保持を行なっています。

あるスーパーマーケットでは、肉、魚、野菜を、希釈した植物マグマ水溶液に浸けてから棚に並べ、鮮度保持の効果を高めています。なかでも、ホルモンと称する動物の内臓物は臭みもかなり取れて鮮度も保持でき、この種の食材には「効果が大きい」と言ってもらえました。

干物のある製造者は、植物マグマ水溶液に浸け込むことで生臭さや酸化臭がなくなり、冷凍しても生食材と変わらない鮮度と味が保たれるようになったと喜んでいます。

また、魚市場では休日が続くと、安値でさばくしかなかったのが、植物マグマ水溶液に浸け込むようになってからは、三日経っても鮮度が落ちないので、叩き売りしないですむようになったともいいます。なによりなのは、消費者に鮮度のよい食材を提供しているという自負心が芽生えてきたことだそうです。

●お菓子にも……

洋菓子店と和菓子屋さん、どちらも材料に植物マグマを加えてみて効果があったと例をあげるのは、生地がしっとりとしてパサつかず、食感に厚みがでて、素材の風味も濃厚になったということです。水と油が混ざり合うのを助けるので、水分が蒸発しにくくなり、植物マグマを加える前に比べて重量が減りません。餡やパン、カステラなどは、加える分量によって一〇パーセントから二〇パーセント程度重くなります。通常、水分が増えると日持ちが悪くなるはずですが、植物マグマは強烈な還元力をもっていますので、逆に従来よりも日持ちが格段によくなりました。冷凍焼けもしないので、保存についても圧倒的に有利です。カステラなどは、しっとり感が持続する高級品ができあがります。

ある長崎のカステラ屋さんは、会社を畳もうとしていたときに植物マグマと出会いました。これまでの材料に植物マグマを〇・〇一パーセント分加えたところ、焼き上がったカステラは、これまで不足していたしっとり感、クリーミーな風味が一気に倍増し、お店の製品が一変しました。しかも、一本の重さが従来二九〇グラム程度だったものが、三一〇グラムとなりました。焼いても水分が逃げにくくなったことでパサつかなくなり、時間がたっても品質は保持されるようになったそうです。売れ行きも急上昇し、会社を畳むどころか増益に転じたとのことです。

旭川で講演会を行なったとき、空き時間に、近くのこだわりのケーキ屋さんを訪ねました。オーナーが意欲的で、植物マグマをロールケーキに入れて試してみたいとのことでしたので、早速生クリームに植物マグマを入れてみました。「とてつもなく味が変わった。すばらしく上品でなめらかな風味に変身した。これはびっくり、でもなぜ……?」

乳製品(バター、チーズなど)と植物マグマの相性はとてもよいので予想はしていましたが、いつも同じ結果になるとは限らないので、この成果にはほっとしました。オーナーは、「植物マグマを入れた生クリームを三〇分ほどおいた段階でまったく変化がない。植物マグマを入れなかった生クリームは形が崩れて液状化したので、この差はとんでもない現象です」と目を丸くしていました。

翌日、植物マグマを入れたロールケーキをたくさん作ってわざわざ持ってきてくださいました。講演会出席者のみんなで、おいしく試食ができました。

植物マグマが花の命を支える

農作物のみならず、観賞用の花の栽培でも植物マグマは大きな成果を出しています。千葉で植物農園を経営されている山内荘平さんには、植物マグマの切り花に対する実験をしていただきました。

根を落としたばかりの切り花の、日持ちテストを行ないました。ひとつは通常の水道水、もうひとつは植物マグマを〇・〇三パーセント入れた水道水。期間は四〇日間です。

水道水だけの切り花は二〇日で枯れてしまいましたが、植物マグマ水の切り花は四〇日間枯れずに生き続けました。このとき、水の状態に大きな違いが現われました。水道水だけの場合は、植物は水を一生懸命吸い上げてしまうため水の減り方が激しく、減った分の水を追加しました。しかも水の汚れ方がひどく、徐々に水が腐っていったということです。

一方、植物マグマ入りの水道水は水があまり減らず、腐らず、きれいなままでした。

水が減るのが通常の水道水というのが意外でもあり、不思議でしたが、理由として考えられるのは、植物マグマ入り水道水は、植物の中を流れる水のミネラルバランスと近似しているため、植物が一回水を吸い上げればしばらくはミネラルを必要としなくなるのではないか、だからたくさん水を吸い上げる必要がなかったのではないかと考えられます。

それにひきかえ、水道水だけのものは、ミネラルバランスが植物の体液とまったく違うために、懸命に植物が水を吸い上げても、本来のミネラルバランスになりません。それで水の吸い上げ量が多くなり、その結果として植物は疲れ果てて、早く枯れてしまうのではないか……そう推測できます。

水も有機物が多くなることで腐ってきます。

植物マグマがいかに自然のバランスそのままであり、それが植物に優しいということがまざまざとわかる一例でした。

美は健康から生まれる

美容業界でも植物マグマの役割が大きくなっています。美容といえば化粧品ですが、化粧品の根底には「見た目をよくする」という考え方があり、健康面は二の次になってしまう傾向があるようです。そのせいか、美容業界ほど人工毒の危険を承知しながら平気で使っている業界はありません。

女性は毎日せっせと人工毒の化粧品を塗り、人工毒のクレンジングではがし落とす作業をくり返し、肌を傷つけています。化学物質を使わない生活を提唱する女性でも、化粧品は別で、おいそれと縁を切ることはできないようです。女心の複雑さとはいえ、私はどうも見ていて割り切れない気持ちになってしまいます。

こんなことがありました。あるとき新幹線のホームで並んでいたところ、シンナー（有機溶剤）の臭いが漂ってきたのです。塗装工事をしている様子もないし、列の前に女性がひとりいるだけでした。

「どうして吹きつけ塗装場のような臭いがするのだろう……？」

疑問に思いながら、ふと前に立っている女性を見ると、立ちながらマニキュアを塗っているのです。ああこれか。私は合点しました。本人にすれば臭いがこもらないからちょうどいいやと思ってやっていたのでしょうが、周囲の人間には迷惑このうえないものでした。

しかし私は怒るよりも、彼女の体が心配になりました。これほど強烈な薬物を体につけて問題なしとしているのでしょうか。かつて毒物屋だった私の経験からはとうてい理解できません。こういうものを何年も塗り付け続けたら必ずどこかにひずみが出るはずです。

ああ、これが「化粧」というものか――私はいまさらながらため息が出る思いでした。

自然な美を求めて

古今東西の女性がご執心の「化粧」なるものは、自然のありさまと逆行するものばかり。本来の美容とは、悪い部分を隠すのではなく、整えて修復する、それも自然の摂理に従ってケアすべきものではないでしょうか。そういう目的や用途であれば、植物マグマは十分な適応性を持っています。

植物マグマは生物還元力を備えているので、摂取したり、皮膚に塗布することで、酸化状態

髪への使用

ヘアカラー

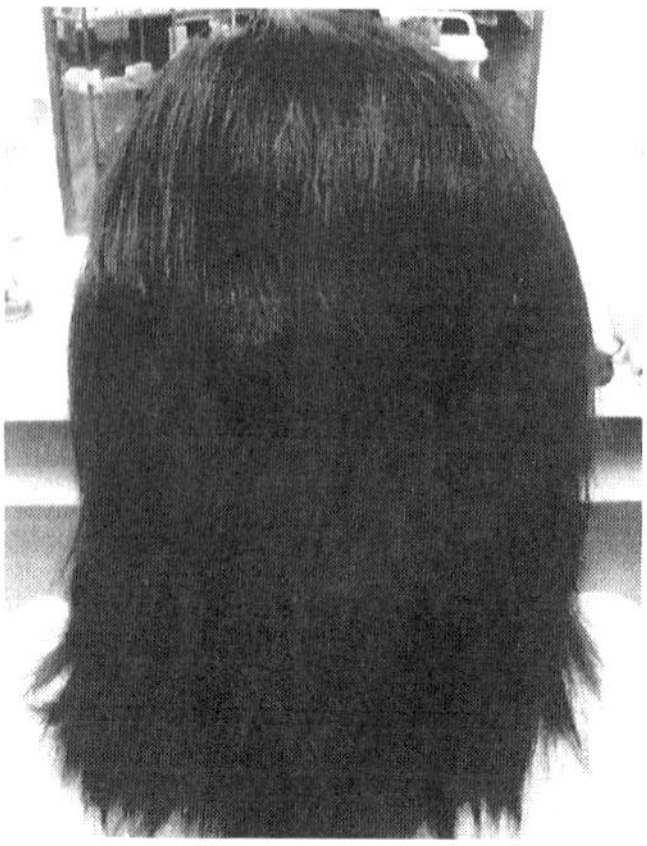

施術前

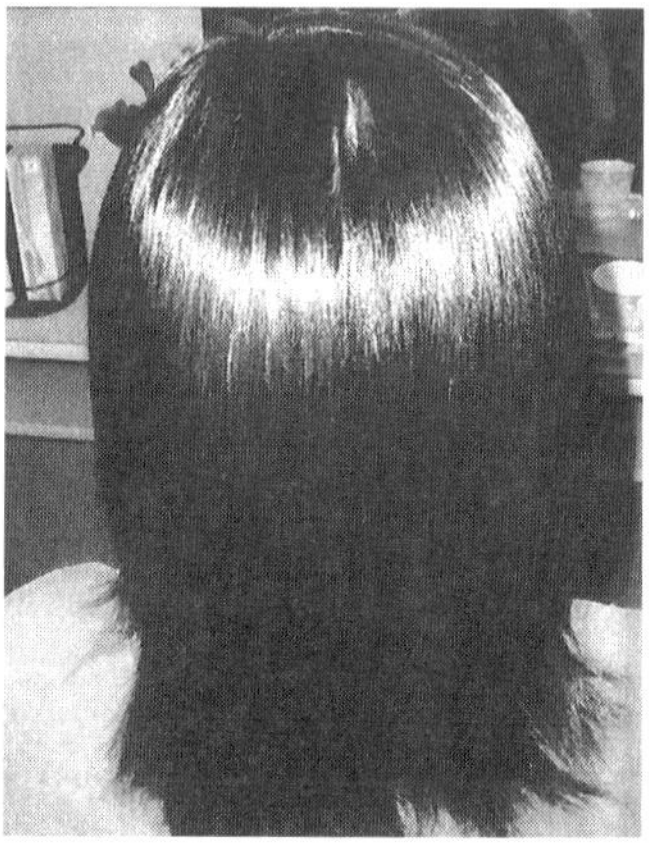

施術後

を還元状態に変えていきます。水や油との親和性もあるので、肌に潤いを保たせるとともに水分を保持させ、油としっかり手を握り、皮膚内部で親和関係をつくることもできます。放射線でさえプロテクトする能力を持っていますので、有害光線からも肌を守る働きを持ち、肌のケアからプロテクトという幅広い利用が可能となります。

植物マグマ水溶液は美容師さんが髪をカットする場合、一度使用したら驚くほどトリートメント効果が高まったそうです。髪はつややかに、しなやかに仕上がるというのです。また肌のシミやクスミなどをとるために、美容業界ではピーリング剤を使っています。ところがこれは鉱石の粉末で皮膚を研磨して、シミやクスミをとろうという発想ですから、当然ながら肌を

ストレートパーマ

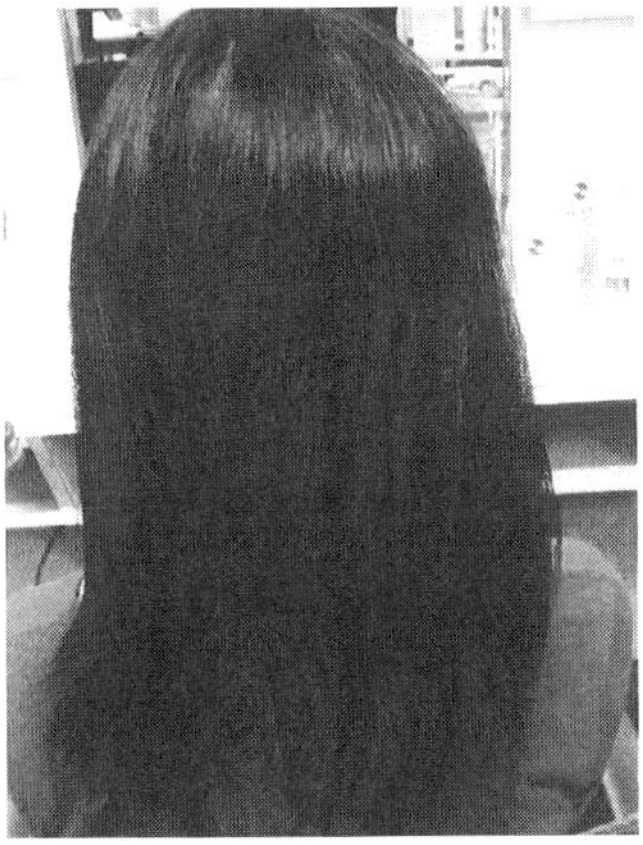

施術前

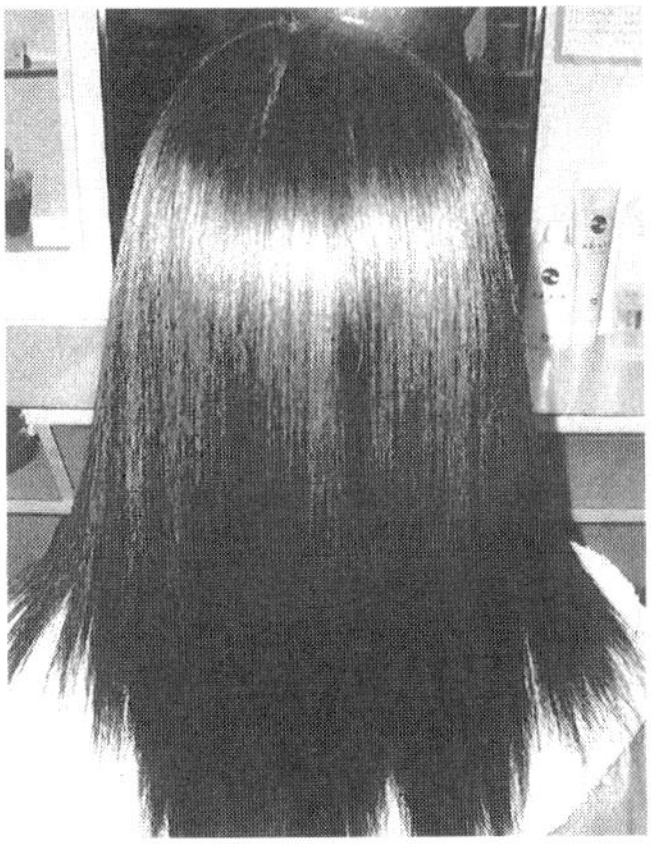

施術後

傷つけることになります。ピーリング剤など用いずに濃度の高い植物マグマ水溶液をシミの部分にピンポイントで根気よくすりこんでみてください。酸化が除去できれば、シミはとれていくはずです。

染毛剤は数ある美容関連商品の中でも最も有毒なものですが、中に植物マグマを入れたらどうだろうという構想もあります。ですが、私はそれだけでは不十分だと思います。より天然資源を活用した染色剤が開発されるべきではないでしょうか。もちろん、植物マグマも大いに活用してほしいと思いますが……。

化学薬品を使えば手軽に、鮮やかに染色できるのでどうしてもそちらに頼っているのが現状です。まさに、食品業界の発色剤、着色剤と同じことが美容業界でも生じているのです。美容業界の方々の自覚と、新たな改革への取り組みを期待したいと思います。

植物マグマで知る自然

医療、食品、美容……ここまでご覧いただいたように、実にさまざまな分野で植物マグマの可能性が注目されています。裏を返せば、現代文明がきわめて広範囲にわたって化学物質に汚染されていること、そして心ある人はこうした状況をよしとせず、少しでも自然な環境を取り戻そうと努力している現実が見えてきます。

ここに紹介したのは、これまでに植物マグマを活用してくださった人々のほんの一部の声でしかありません。これまでにすでに数えきれないほどの人が植物マグマを通して健康を回復し、より鮮度の高い食材を口にし、ナチュラルなお洒落を楽しんでいます。このことからも、植物マグマが非常に汎用性に富み、多くの分野で優れた結果を出しているサプリメントであることがおわかりいただけると思います。

最近、化学物質過敏症を訴える人たちが増えているように、化学物質や人工的なものへの弊害は、これからもいろいろな形で噴出します。とくに医療や食材など、人間の命に直結する分野では、真に自然の摂理に従った方法論と倫理観が求められるようになるでしょう。

植物マグマの可能性や潜在能力は、開発者である私にもまだまだわからない部分がありまが、その還元力は、必ずや人々のお役に立てると信じています。植物マグマはもちろん万能ではありませんが、その汎用性によって多くの方々から賛同をいただきながら、多くの実験データが日々蓄積されています。

幸いにも植物マグマを完成させることはできましたが、私は毒消し屋としてはいまだ道半ばです。

まだまだ半人前ですが、ここに至る過程で多くの人と出会い、自然の偉大さを再認識することができました。これからも、自然と調和して生きることの大切さを嚙みしめつつ、毒消し屋の道を究めていきたいと思います。

第7章

植物マグマ　Q&A

講演会などでよく受ける質問があります。日頃の疑問や、常識だと思っていることが本当は非常識であったり、私自身が教えられたり、その応答には私にとってさまざまな発見がありました。

健康に関する質問

Q　著者の立場からすると、ガンやアトピー、糖尿病、痛風、脳血管系障害、腎臓病など、現代病とか生活習慣病といわれる病の原因は何ですか。

A　私は毒物屋として三〇年近くにわたって、化学物質を使って動物に種々の病気を生じさせる仕事をしてきました。その経験から、今、私たちにおそいかかっている病気の多くは、人間が作って使用している農薬、化学肥料、合成飼料、医薬品、食品添加物、理容・美容用品、顔料、染料、殺菌・抗菌剤、大気・水質・土壌汚染物質、放射線、有害光線など——そうした人工環境によるものであると感じています。

また、それにともなって食材も人工養殖化され、これらを常食して、自然が育んだ野生食材をほとんど食べなくなった生活習慣にあると思います。

Q　つまり化学物質が現代病の原因ですか。

A　そう思います。「生老病死」といいますから、病は太古の昔からずっとありました。化学物質がなかった時代にも病気はありました。
　ところが化学物質全盛の現代は、人間や生きものの体が極端に酸化され、それが多くの病因となっていると感じています。

Q　そうだとすれば極端にいって、江戸時代以前の生活に戻らなければ、こうした病気は一掃できないということですか。

A　そのとおりです。
　人類は、わずか二〇〇年ほどの間に、とてつもない科学・化学の力を手にしました。その恩恵はご承知のとおりです。

　しかしその結果、化学物質浸けによって人工養殖化社会になりました。状況は絶望的です。ここまで人工化すると、それを前提にした便利で快適な生活に慣れきってしまっていますので、野生に近い生活をするなどとてもできません。ましてや野生の食糧などは手に入りません。

　でも、人間には知恵があります。時代がそうなったとしたら、それを避ける生き方があるはずです。

生活習慣病や現代病にかかりたくなければ、できるだけ化学物質を体内に取り入れないよう努力しながら、野生を食べるようにする――そういう暮らしをするしかありませんし、それは可能だと思います。

Q　そんな暮らしが可能ですか。

A　私は化学物質をゼロにしろと主張しているのではありません。

そんなことはとうてい無理ですし、どうあがいても不可能です。

せめて知恵を使って、酸化した体を還元体質に変えていく――それぐらいのことは可能だといっているにすぎません。

私はめったに風邪をひくこともなく、あまり病気で寝込むこともありません。いわゆる薬の類は四〇年近くも摂取していません。しかしケガをしたら病院に駆け込むかもしれません。

科学や化学を一切拒否しているのではありません。

クビまでどっぷりと化学物質浸けになってアップアップしている異常な時代に、ではどうするか、どう生きたらいいか――そのひとつの方法を提案しているのです。

Ｑ　具体的に化学物質を体内に取り入れない方法を教えて下さい。

Ａ　●まず栄養剤、ドリンク、健康食品などは、成分表示を見て、化学物質の入っているものは摂取しないこと。

●加工食品、菓子類、パンなどは、表示をみて化学物質の入っていないものを選ぶこと。

●化粧品、洗顔剤、洗剤などは化学物質がたくさん入っていますので、できるだけ化学物質の少ないものを使用してください。ヤシ油液体石けんに植物マグマを加えた液体石けんが、台所用、家具・建物用、洗濯用、ボディ用、洗顔、クレンジングなどに利用されています。

●染毛剤は危険性の高い化学物質が多種類入っていますので、使わないのが一番です。でも現代生活では外見も無視できない時代になっています。

多少の害を無視してでも見栄えのいいものを使いたいのでしょうね。その意味で私は、いま無害の染毛剤作りを研究中です。

●植物マグマを水で希釈しただけの液が、美容液、肌水といったスキンケア用品として製品化されています。また、植物マグマ・セラミックスは、洗濯用として、水だけで衣類の汚れ落としができます。

●植物マグマ水溶液を使うことによって野菜、果実、肉類、内臓物、魚介類などの食材に添加されている化学物質を排除することができます。

食材を植物マグマ水溶液に一〇分ぐらい浸けこんでから保存したり調理するようおすすめしています。

Q　お米、パン、うどん、野菜、果実、肉、魚介類なども人工養殖化をまぬがれていないというとですが、食べないわけにいきません。どうしたらよいのでしょうか。

A　まず食材の生産工程で、化学肥料、合成飼料、農薬、抗生物質等の化学薬品を使っていると明らかにわかるものは避け、また食品添加物などが入っていないものを探してください。できるだけ自然に近いものを手に入れることです。その気になれば案外あるものです。

私は旅をすることが多いのですが、いつも植物マグマを持ち歩き、食べ物などにはふりかけて自衛しています。家庭でなら、植物マグマ水溶液に食材を浸け込むだけで、鮮度保持や汚れ落としができますので、たとえ化学物質で作られた食品でも、ある程度の清浄化はできます。

消費者も食品生産者も、脱化学物質をもっと真剣に考えるときが、すぐそこまで来ています。今、全国各地で脱化学物質の食材づくりが行なわれつつあります。この動きがあっという間に広まると思いますね。

Q　基本的なことですが、なぜ化学物質が体によくないのですか。

A　化学物質は地球上には存在しないものですから、地球にとっても人体や生きものにとっても異物です。生体内に化学物質という異物が入ってきたことで外敵として対応し、自らの体から活性酸素という毒を出して異物を撃退する行動に出ますので、自分自身も自らの毒で被害を受けます。

毒性実験で有害作用がないとの結果が出た化学物質でも、生体に負担をかけていることに変わりはありません。ですから合成化学物質はすべて体にはよくない、というのが私の持論です。

現代社会の常識と非常識

Q　私たちの栄養源となる食品を作る工程で、農薬や化学薬品(抗生物質やホルモン剤等)、食品添加物などを与えるのが現代社会の常識としてまかり通っています。それは法律で守られています。これも致し方がないというわけでしょうか。

A　①野生動物は大地に根を張った植物、あるいはその植物を食べている動物を食べて生命活動をしています。私たちの祖先もそうしてきました。

ところが一例をあげると、今や水耕栽培という農法が盛んです。水に液体肥料を入れて作物を育てています。そんな作物を食べて現代人は生命活動を行なっています。土を使わずに作物を作ることにまったく疑問を抱かない生産者、それを平気で口にする消費者——これを非常識といいます。

②現代医療では、有害作用のある化学物質でできている薬を何種類も併用して、長期間にわたり患者さんに摂取させるのが常識です。しかし、毒は薬にあらず。かならず毒の害が生じるのです。私は、毒で病気を作ることはできても、病気を治すことはできないという考えを基本にしています。

環境問題について

Q　環境にやさしいという視点で、植物マグマはどんなことができますか。

A　植物マグマを使って洗濯をすれば、洗濯用洗剤が不必要となります。植物マグマのセラミックス粒を一〇〇〜二〇〇グラム程度、ネットに入れて、洗濯機で水洗いするだけで汚れが取れて、いやな臭いも落ち、ふっくらと仕上がります。これにより、合成洗剤などによる水質汚染が防止できるだけでなく、水の使用量が減り、さらに衣類への洗剤の残留の心配もなくなります。

Q　洗剤が必要でなくなると環境の汚染もかなり抑制されることになるので、これは画期的なことですね。

A　洗濯機のメーカーがこのセラミックスを内蔵させることで、洗剤による水質汚染はかなり減少するでしょう。

Q　洗剤メーカーは痛手ですね。

A　化学物質を減容させる行為は、すべて化学会社に打撃を与えることになります。植物マグマの使用は間違いなく化学物質の減容につながります。農業では農薬や化学肥料を使わない自然農法を行ない、食品用動物の生産場での化学物質の使用をなくせば、消費者への汚染だけでなく環境汚染も減少します。また、前述の植物マグマ・セラミックスは水の浄化にも貢献しますので、循環式のお風呂やプール、空調の冷却水、陸上養殖場の水槽など、さまざまな水処理施設での利用が可能となり、化学物質を必要としない事業が現実化しています。

植物マグマの全貌について

Q　植物マグマは、野生植物を高熱で焼いて溶解させ、マグマ化させたものだそうですが、そんな温度にしたら、ほとんどのミネラルはなくなってしまわないのですか。

Ａ　これがおもしろいのです。生物は一〇〇種類以上の元素が集まってできています。元素には沸点というものがあり、その温度になると気化するので、蒸発して空気中に気体化してしまいます。当然、沸点がマイナス三〇度の塩素をはじめ、低い沸点の元素は、灰化すればなくなってしまうはずです。

しかし、沸点以上に加熱しても、生物体を構成している元素のうちミネラルの多くがなぜか気化しません。これが自然界です。化学物質は人間が作ったものですから、化学理論に忠実に従いますが、自然界はそうはいきません。

Ｑ　ということは、植物をマグマにまで溶解しても構成元素は全部残っているのですか。

Ａ　そうです。全部のミネラルが残るので、植物マグマは野生植物の含有するミネラルのバランスそのものなのです。

現代人が必要なのはこの野生のミネラルバランスなのです。

Ｑ　化学物質のミネラルで、植物マグマのミネラルバランスを作ることは可能ですか。

Ａ　それは無理です。絶対にできません。

植物マグマのミネラルバランスは自然界の創造物です。

化学物質のミネラル混合物は安定した状態でいられませんので、酸化物、塩化物などの安定した状態のミネラルを使う以外に、混合ミネラルにすることができません。

　しかも一〇〇種類あまりの元素をすべて混合するとなると、これも不可能です。

Ｑ　石や土や海水などから抽出したミネラルと植物マグマはどう違うのですか。

Ａ　ミネラルとは、酸素、水素、炭素、窒素以外の元素を指し、鉱物質と呼ばれ、栄養学では無機質ともいわれています。本来、大地に多く存在し、海水中では数パーセント、河川、湖沼、池などの水中では〇・一パーセント以下でしかありません。
　植物や生物の体内では、ほんの数パーセントしか存在しません。

　植物は大地に根を張り、土や石や砂、水などに存在するミネラルを生命活動のために必要な種類、必要な量だけ吸収しています。生物はミネラルを毎日排出しながら毎日補給しています。

　人間は主として植物から、また植物を食べた動物から生命活動に必要な栄養源を補給しています。植物マグマは私たちの体そのもののバランスのミネラル栄養源です。

　石や土や海水などから抽出したミネラルは、そのままでは生体のバランスにはなっていませんので、問題があります。塩は、食品の調味料としてヒトが食している唯一ともいわれる無生物由来のミネラルですが、摂りすぎれば異常が生じます。

Q　石を硫酸で溶かして抽出したものをミネラルとして製品化したものが出ていますが、これはどう考えますか。

A　論外です。私たちは石や土を食べて生命活動をしていますか。硫酸を飲みますか。滅茶苦茶なものが世の中に出回っているとしか考えられません。それでもミネラルなのですから、消費者の方々は善と悪をよく見定めて体の中に入れてください。

Q　太古のミネラルはどうでしょうか。

A　植物のままのミネラルバランスなら植物由来といえるでしょうが、石や土と同じであるなら、化石となって長い年月の間に無生物化してしまっているので、生物に必要なミネラルとかけ離れてしまっていると思わざるを得ません。

ピートモスは良質の用土として利用されている太古の植物で、それは元々が植物であったため、堆肥の代用として使われているのです。しかし、山や野原の堆肥でも私たちは食べませんね。それが化石や土の状態になった太古の植物など、いくらたくさんあるからといって食べる必要はないでしょう。それなら現在の野生植物を食べたほうがもっともっとよいとは思いませんか。

Ｑ　植物マグマの特性のひとつに、わずかな乳化作用があるということですが、この性質から何か有用なことがあるのですか。

Ａ　乳化作用があれば、油と水を結びつけて仲良くさせることができます。つまり親和させ、まったく溶けあうことのないもの同士が結合することで、さまざまな作用が生じます。その性質によって、植物マグマの水溶液は皮膚の脂分とも親和して皮膚から浸透します。飲めない方、食べられない方でも皮膚に塗布するだけで、体内に入っていきます。肺や心臓、肝臓の疾患などにもその部位にすりこむことで対応できます。脳梗塞などの人は後頭部を中心に塗ります。

　乳化作用があるということは大変な特性であり、化粧品としては最高の武器になります。酸化を防止する還元力が高いことと併せて、化粧水から乳液、ナイトクリーム、クレンジング、シャンプー、ソープにまで幅広く利用できます。

植物マグマに否定的な質問

Ｑ　植物マグマはミネラルということですが、有害なミネラルといわれているヒ素や塩素、水銀、カドミウム、鉛なども混入しているのですか。

A　もちろん、微量ですがこれらの元素も含有しています。地球上のすべての元素を生物は含有しているといわれていますので、ヒ素も塩素も鉛もカドミウムも水銀も、人間を含めて全動植物が含有しています。これが自然界のバランスなのです。

ところが、人間が自然界のバランスで含有している元素をひとつだけ抽出して体内に取り込むと、これは自然界に存在するバランスに反するので、生物にとって有害作用を生じるのです。

Q　動物や植物に含有するヒ素や塩素、鉛、水銀、カドミウムなどは問題ないということですか。

A　自然界のバランスで存在しているかぎり問題ありません。

植物マグマは野生植物のミネラルバランスですから、ごく微量のこうした元素を含有するのは当然ですし、稀少価値があるといわれている金、白金、銀などの金属も含有しています。

Ｑ　鉱物のミネラルと植物マグマのミネラルは同じようなものではないのですか。

Ａ　土や石や砂や海水、地下水、河川、湖沼の水などに含有するミネラルのバランスは、生物のバランスではありません。

私たちは水は飲みますが、土や砂、海水などは食べたり飲んだりしません。植物が大地に根を張って吸収してくれたミネラルバランスを、私たちは吸収しているのです。つまり、私たちは生物のミネラルバランスを体内に吸収して生命活動をしています。

地下水、河川、湖沼の水だけを飲んで生命活動を全うすることができないのは、これらが生物の持つミネラルバランスとは異なるからです。鉱物ミネラルは無生物であって、生物のミネラルバランスである植物マグマとはまったく異なります。

《あとがき》

変化の兆しが見えてきた

私は毒物屋として、毒性試験の査察業務(QAU)に長くたずさわってきましたが、いったん無害という試験結果が出た化学物質であっても、絶対に無害といえるのだろうかという疑念がいつも頭の中にありました。

その疑念をはっきり自覚したのは、まだ環境ホルモン騒動が起こる前のことです。小動物の生体実験で、ごく微量の化学物質の摂取でもさまざまな障害を引き起こすことが判明して、そのことから私は、無毒な化学物質というのは存在しないと確信したのです。

これはその後の私の生き方を変える大きな経験でした。そうはいっても、今の世の中で、洪水のように出回って利用されている化学物質を排除することはもはや不可能で、私たちは化学物質のかなり多くのものを体内に取り込んでいると考えざるを得ません。これはもうお手上げ状態で、地球の生物はみな、化学物質の実験状態に置かれているといっても過言ではありません。

その状態に「NO!」と言うには、毒物屋から毒消し屋に変身するしかありませんでした。

どうしたら化学物質を消すことができるか、どうしたら毒性を発揮させないようにできるか、なんとかその方法を探し出そうと考えました。

体内に侵入した化学物質の毒消し、あるいは毒出しを行なって、壊された生体を修復すれば、少なくとも今苦しんでいる人々の救いにはなる。さらに、安全な代替物質を開発して、化学物質の減量を図ることも大事ではないか――こんな気持ちが、還元物質を求める旅のきっかけとなったのです。

化学物質に立ち向かう武器となるものは何か、私は考えました。そして行き着いたのが、化学物質とは対極にある、自然界そのものを原料とすることでした。食品原料である作物や動物はかなり人工化していますから、人間の手が加わっていない山野に勝手気ままに生えている野生植物に目をつけたのです。野生植物にはもちろん毒を持っているものがありますし、アクもあります。しかし、マグマ化することによって限りなく生体への有毒性はなくなり、酸化も除去されます。自然界のミネラルバランスに沿った安全な超還元物質・植物マグマがこうして誕生したのです。

これまで医療、健康、食品、美容等の業界にとって化学物質は必要不可欠な存在でした。しかし、植物マグマの出現は、多くの分野でその認識を変えるようになっています。

医療では植物マグマは、かゆみや痛みを抑制するために使用されているステロイド剤やモルヒネの代替物として使用されています。

この分野では、毒性があっても、治療のためには仕方ないという考え方がまかり通っています。当面の病気を治すためや症状を緩和させるためには、別の病気や疾病をひきおこしても仕方がないという考え方には疑問を感じます。治してやるのだからだまって言うことをきけというような傲慢さがまだ見られます。最善をつくして治療に当たるというより、長年、薬という化学物質に依存して病気に対応してきたことで、化学薬品以外に治療の方法を考えないクセがついてしまったかのようです。

それでも多くの人が、病気は西洋医学と称する化学物質で治ると信じています。

しかし実際はガンも心臓病も、脳血管系障害も糖尿病もアトピー性皮膚炎も、どれひとつをとっても現代医療で治癒できません。外科的手術が発達して悪い部分を除去したりつくろったりすることは、信じられないほどすばらしい進歩を見せていますが、病気の本態を根本的に治癒させる方法は見つかっていないのです。

人間はこの合成化学社会を作ってしまったために、病気、それにともなう痛みやかゆみや凝り、震えなど、種々の自他覚症状に悩まされています。病気を治せればこうした症状も消えるはずですが、それができないので、せめて対症療法でごまかすことになります。しかし、そのために使う副作用の強い化学物質は、さらに体に負担をかけます。しかも症状は一時的にしかおさまらず、ふたたび出現します——これは、人類が生活全般を合成化学偏重にシフトしたしっぺ返しなのです。

食品分野でも同様です。食材生産業も食品加工業も、鮮度保持、着色、発色、乳化、結着、酸化防止などで、合成化学物質に依存しています。食品原材料の生産でも、農薬、化学肥料、抗生物質、ホルモン剤と、化学物質浸けが主流となっているありさまです。

化学肥料や農薬を使って作った作物は食物といえるでしょうか。これはもう毒物というべきものではないでしょうか。

一方、無肥料・無農薬でも、野生力の植物マグマをほんの少々パラパラとまくだけで、虫に食われないばかりか、たくましい植物が作れるのはなぜでしょうか。野生には自分を守る防御バリヤーが備わっています。ある程度まで虫が食べ、動物が食べますが、それは自然界の営みの範囲で行なわれていることです。ところが化学物質に依存して作っている作物や食用動物は、人間の手によって化学物質という毒の防御バリヤーを染み込ませてしまっているので、真の栄養源にはならないのです。

美容業界はそれに輪をかけて、化学物質に依存した状態といっていいでしょう。化学物質浸けになった現場をいくつも見て歩き、そのことを実感します。

私は健康・医療・食・美容などの分野で、自然の生物にウエイトを置いた文化を再構築しなければ、未来はないと考えています。

現在、私は各地で主婦の方を中心に調理教室を開いて、化学物質汚染、人工養殖化による食材に対抗するための実践を行なっています。その場で植物マグマを使ってみせると、参加者は驚きの声をあげます。肉や魚やウナギなどを植物マグマ水に浸けこんでから焼いたものと、そうでないものを食べ比べてみて、誰もが目をまるくします。鶏肉、豚肉、牛肉ではいやな臭いが消え、味が一変します。魚の干物や半生干しなどは魚臭が消失して、違いがはっきり出ます。みなさん、還元力のすごさを実感なさいます。

現代生活では、化学汚染されていない食材、人工養殖化されていない食材、加えて酸化されていない食材を常に確保することはほとんど不可能です。であれば私たちは、汚染されたものを除去する、酸化していれば還元する――という手段を考えていくしかありません。植物マグマという野生の還元力は、そのための手段なのです。

多くのお医者さんたちに、自分たちの体で自然界の還元バランスを体内に取り入れたらどうなるかを体感してもらっています。お医者さんこそ不健康な方がたくさんおられます。体の痛みやかゆみ、凝りなど、さまざまな自他覚症状がどう変わるのかを実践してもらいますと、まずびっくりされます。化学薬品以外でこれほどの効果があるものなど考えられなかったと一様におっしゃいます。植物マグマが持っている自然界の還元バランスを摂取することによって、体が自然界のバランスに近づき、健康な状態を取り戻すのです。

本書は警告本や嘆き本ではありません。脱化学物質社会をつくる実践のための提言の書です。

実践がともなわなければ何の意味も持ちません。正しい理論には必ず実践で成果がともなうものと信じます。

私の次なるステップは、植物マグマを使って究極の野生のミネラルバランスの作物や動物を生産・飼育することです。それにより、現在の養殖環境の一掃を図ることが目標です。この力は社会全体から見ればまだまだ微細なものですが、脱化学という、大きな変化の兆しを私ははっきりと感じることができます。

最後に、私をなだめすかし、ときに叱咤激励し、本書の刊行へ導いてくださった関係者の方々にお礼申しあげます。

ありがとうございます。

著者

中山栄基（なかやま・えいき）

1944年山梨県生まれ。ミネラル研究家。上智大学理工学部化学科卒業。日本バイオアッセイ研究センター（信頼性保証主官）勤務の後、上智大学理工学部応用化学大学院講師、篠原学園理事などを歴任。東京女子医大公衆衛生化学教室、慶應大学医学部新薬化学研究所、北里大学医療衛生学部などで研究に従事。長年の毒性研究から化学物質の猛威に気づき、還元物質の研究によって、野生の植物から「植物マグマ」を開発。その還元力は、医療や食の安全を求める現場で目覚ましい成果を上げている。著書に『職業病、その実態と対策』『労働衛生用語辞典』『長生き食品・早死に食品』（プレジデント社）などがある。

連絡先　大自然株式会社
〒226-0017　神奈川県横浜市緑区新治町684　ハイベータキャッパC201
ブログ　http://www.daishizen.jp
https://ameblo.jp/plant-magma/

野生《やせい》の還元力《かんげんりょく》で体《からだ》のサビを取《と》る

初刷　2009年10月20日
5刷　2022年11月12日

著者　中《なか》山《やま》栄《えい》基《き》
発行人　山平松生
発行所　株式会社　風雲舎
〒162-0805　東京都新宿区矢来町122　矢来第二ビル
電話　〇三―三二六九―一五一五（代）
FAX　〇三―三二六九―一六〇六
振替　〇〇一六〇―一―七二七七六
URL　http://www.fuun-sha.co.jp/
E-mail　mail@fuun-sha.co.jp
印刷　真生印刷株式会社
製本　株式会社　難波製本
落丁・乱丁本はお取り替えいたします。（検印廃止）

ISBN978-4-938939-56-4

風雲舎の本

宇宙方程式の研究

――小林正観の不思議な世界――

小林正観という不思議な世界への入門書。
この考えに触れると、あなたの人生観や生き方が変わります。

小林正観VS.山平松生(インタビュー)

(B6判並製　本体1429円+税)

釈迦の教えは「感謝」だった

――悩み・苦しみをゼロにする方法――

釈迦は、悩み・苦しみの根元を「思いどおりにならないこと」と見抜いた。だから「受け容れよ」と言った。
その最高の形が、「ありがとう」と感謝することだったのです。

小林正観著

(四六判並製　本体1429円+税)

アセンションの時代

――迷走する地球人へのプレアデスの智慧――

地球はどうもおかしい。いったい、この地球上にいま何が起こっているのか。
「アセンション」をめぐる完全情報!

バーバラ・マーシニアック著
紫上はとる+室岡まさる訳　小松英星解説

(四六判並製　本体2000円+税)

腰痛は脳の勘違いだった

――痛みのループからの脱出――

腰が痛い。あっちこっちと渡り歩いた。どこの誰も治してくれなかった。
自分でトライした。電気回路的に見直したのだ。
激痛は、脳の勘違い――脳が痛みのループにはまり込んでいたのだった。

戸澤洋二著

(四六判並製　本体1500円+税)

トリガーポイントブロックで腰痛は治る!

――どうしたら、この痛みが消えるのか?――

腰痛の犯人は、骨ではなく、肉です。痛みのほとんどは、筋肉のけいれんによる「筋痛症」です。
加茂療法の全容。よかった、これで救われます!

加茂整形外科医院院長　加茂　淳著

(四六判並製　本体1500円+税)